中医药科普读本

第一辑

药茶百味

金敬梅 荆悦／主编

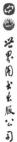

世界图书出版公司

**图书在版编目（CIP）数据**

药茶百味 / 金敬梅，荆悦主编 . -- 北京：世界图
书出版公司，2019.4
（中医药科普读本 . 第一辑）
ISBN 978-7-5192-5995-2

Ⅰ . ①药… Ⅱ . ①金… ②荆… Ⅲ . ①茶剂—验方—
青少年读物 Ⅳ . ① R289.5-49

中国版本图书馆 CIP 数据核字 (2019) 第 029429 号

| 书　　　名 | 中医药科普读本 . 第一辑 . 药茶百味 |
|---|---|
| （汉语拼音） | ZHONGYIYAO KEPU DUBEN.DI-YI JI.YAOCHA BAIWEI |
| 编　　　者 | 金敬梅　荆　悦 |
| 总 策 划 | 吴　迪 |
| 责 任 编 辑 | 韩　捷 |
| 装 帧 设 计 | 刘　陶 |
| 出 版 发 行 | 世界图书出版公司长春有限公司 |
| 地　　　址 | 吉林省长春市春城大街 789 号 |
| 邮　　　编 | 130062 |
| 电　　　话 | 0431-86805551（发行）　0431-86805562（编辑） |
| 网　　　址 | http: //www.wpcdb.com.cn |
| 邮　　　箱 | DBSJ@163.com |
| 经　　　销 | 各地新华书店 |
| 印　　　刷 | 吉林省金昇印务有限公司 |
| 开　　　本 | 787 mm×1092 mm　1/16 |
| 印　　　张 | 10 |
| 字　　　数 | 107 千字 |
| 印　　　数 | 1—5 000 |
| 版　　　次 | 2019 年 4 月第 1 版　　2019 年 4 月第 1 次印刷 |
| 国 际 书 号 | ISBN 978-7-5192-5995-2 |
| 定　　　价 | 360.00 元（全十册） |

# 目录

# 茶疗事项

# 药茶漫谈

YAOCHA
MANTAN

# 源远流长的药茶

野泉烟火白云间，
坐饮香茶爱此山。
岩下维舟不忍去，
青溪流水暮潺潺。

在美景中饮茶，从古至今都是中国人的一大爱好。我国是茶叶的发源地，茶文化的历史源远流长，中国人对茶赋予了许多美好的情怀。

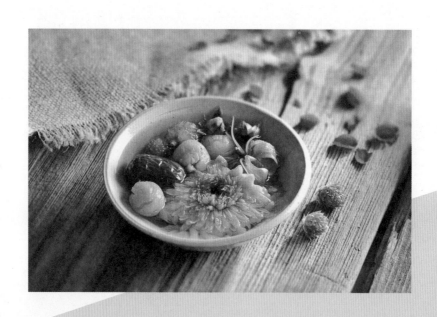

关于茶的起源，一种传说是在远古时代，中华祖先神农为了人民的健康，亲自尝试各种草木的功效。一天，他在煮水时，偶然有茶叶从枝头飘入锅中，神农喝后发现其有解毒止渴的作用，于是茶被流传开来。另一个传说是神农在尝试百草时，不慎尝到了一种叫"滚山珠"的毒草而中毒，倒在了茶树下。不过幸运的是，恰巧茶树上的露水滴入到神农的口中，因此而得救。不管哪种传说，都说明早期人们发现了茶有解毒治病的功效，因此会将其当作药物来饮用。

经过人们长期的摸索，发现好多草药或食物煮泡后饮用，可以对人体有一定功效，因此慢慢形成了药茶疗法，也发明了好多药茶配方。所以，药茶

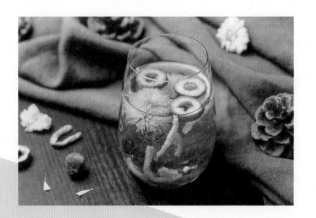

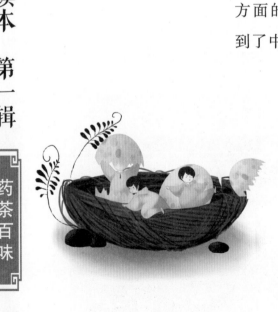

就是中草药、食物或茶叶，单独或组合经过煎煮或冲泡，代茶饮用，用来治病或保健养生的饮剂。也可以说，药茶就是中药的一种服用剂型，不一定都加入茶叶。

春秋战国时期，我国现存最早的药物学专著《神农本草经》中记载："神农尝百草，一日遇七十二毒，得茶而解之。"可以看出，从那时起人们就发现茶有解毒治病的作用。

到了唐代，不仅有了像茶圣陆羽的茶叶专著，还有许多用茶治病方面的论述，已经将茶的定义扩展到了中药的一种剂型。

历经宋代、元代、明代、清代，药茶都得到了一定的发展，如明代杰出的药物学家李时珍在《本草纲目》中，对饮茶治病方面有着详细的描述。

中华人民共和国成立后，药茶被列入药典当中，并以多种形式刊载。由于药茶简便价廉，疗效确实，饮用方便，副作用少，因此进入了广大家庭。由于它的市场已经形成，所以药茶的研究、生产厂家也纷纷诞生。其生产的药茶品种繁多，各具特色，疗效显著，因此备受人们喜爱。

药茶历经数千年的发展，经过各个时期医家的不断完善，已经成为人们医疗保健的重要手段，并为人类的健康发挥着巨大的作用。

# 药茶在防病治病中的功用

药茶，从中医角度来说，就是一种剂型。那么，不论是单味药茶还是复方药茶，药茶的功用就由其中的药或茶的药性来决定。根据药茶的种类及其治病的机理，将其常用功用具体归纳以下几种：

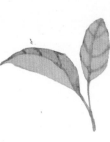

## 一、发汗并祛除表层外感疾病作用

这类组方的药茶用于发散风寒、解除外感表层的疾病。根据医学研究，凡具有辛味的药，绝大多数含有发汗、退热等功能。所以，组成的发汗解表的药品中一般都为辛味，可以用于受寒而导致的风寒感冒、头痛无汗等状。如苏羌茶、紫苏叶茶、姜苏红糖茶等。

## 二、清热作用

用于清热的茶方，其药性多为寒凉性质，因此具有清热泻火、凉血、解毒、祛暑等功能。如黄芩茶、蒲公英茶、槐叶茶等。

### 三、滋补强壮作用

滋补功用的茶方，一般有对气血等方面补益的作用。既可以适用于面色苍白、四肢乏力等气血阴阳不足的症状，还能抗老延年。如人参茶、首乌茶、龙眼茶等。

### 四、养心安神作用

这类茶方可用于因气血阴阳亏虚导致的心悸、心痛、失眠、健忘等症状。如人参茶、丹参茶、安神茶等。根据医学研究，这些茶中有强心镇静的作用。

### 五、止咳化痰作用

这类茶方用于咳嗽痰多、气喘等症状。如杏仁茶、桔梗甘草茶。根据医学研究，这些茶方的药物可以稀释痰液，扩张气管，因而都具有镇咳祛痰的作用。

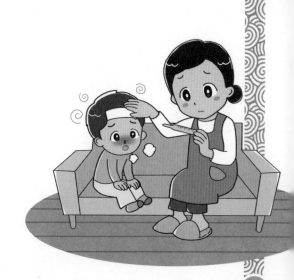

### 六、平肝潜阳的作用

当肝脏阳盛阴衰时，可出现血压升高、头痛眩晕、耳鸣如蝉、两眼干涩或面红目赤、肢体震颤。治疗这类病症称为平肝潜阳。可用的茶方有决明子茶、菊花茶等。据研究，这类茶方中的药物有降低血压的作用，因而能治疗病症。

### 七、降低血脂作用

当有形体肥胖不爱动弹、头晕心悸、易感疲乏、下肢浮肿等症时，可用荷叶茶、三花减肥茶、山楂茶等。医学研究证实，这些茶方中的部分药物有降低血脂的作用，能增加体内酶类的分泌，促进脂肪类食物消化，降低胆固醇。

### 八、健脾，改善消化不良的作用

当有胃部疼痛、消化不良、腹胀等症状时，可以用橘皮茶、健胃茶、消滞茶等。根据医药学研究表明，这些茶方中某些中药有助消化的作用，能促进胃液分泌、增进食欲、促进气体排出。

### 九、利尿透湿作用

全身浮肿或肢体浮肿、尿频尿急、尿痛色黄等，可用车前子茶、玉米须茶、尿感茶等。因为这些茶方中的有些中药能增加水分排泄。

除了上述这些，药茶的功用还有一些。随着人们不断地探索，会挖掘出越来越多的药茶功用。

中医药科普读本 第一辑

药茶百味

# 药茶的优点

药茶是将具有养生疗效的食物或中草药与茶叶配合使用，以达到保健养生或祛邪治病功效的一种中药剂型。它与中药相比具有以下优点：

### 一、经济、实用

药茶中的药物分量较少，仅为5～10克；中药的药物较多，在150～250克左右。相比之下，可节省大量药物。同时，一剂药茶方可多次重复使用，比较经济实用。

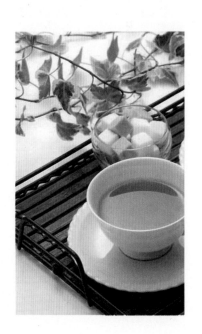

### 二、以药代茶

药茶是人们能够接受的保健饮料，可不拘泥于时间，随泡随饮，

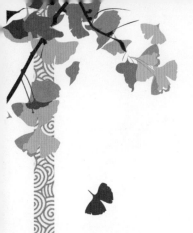

并少了中药苦涩难闻的味道。

### 三、无副作用

药茶大多取材于食物或性味平和的药物。药物所含分量较少，因此大多无副作用，即使长期饮用，也安全可靠。

### 四、疗效显著

药茶具针对性，药效专一。虽性味平和，但经长时间饮用后，其有效成分在体内可达到量化标准，长期坚持，能达到显著疗效。

### 五、应用方便

药茶既具有针对性，又有灵活性，且便于携带。不仅可根据自身情况选择恰当的药茶方，而且还少了中药那种需较长时间煎熬的制法，只需开水冲泡就可服用，饮用温度也易掌握。

正由于药茶具备了以上的优点，因此，在现代生活中，应用渐趋广泛，越来越受到人们的重视。

# 药茶治百病

YAOCHA
ZHI BAIBING

# 治疗感冒的药茶

在一年四季中，感冒是最常见的疾病。由于四季气候的不同，患者体质和病邪程度各异，其临床表现也各不相同。总体来说可以分为风寒感冒类和风热感冒类，其中还会出现夹暑、夹湿和体虚等症状。临床会根据不同的症状特点来选择适当的药茶进行调治。

## 感冒药茶

【选自】《河南省秘验单方集锦》。

【配方】羌活 30 克，黄芩 15 克，白芷 12 克。

【用法】将以上 3 味药用沸水冲泡。每天 1 剂，可不拘时温服。

【功效】祛风散寒。适用于外感风寒、头痛身疼、鼻塞流涕、恶寒发热等症。

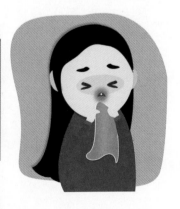

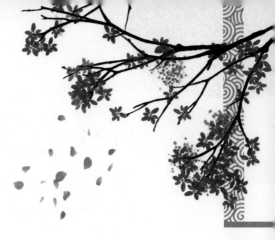

## 姜苏药茶

【选自】《家庭食疗手册》。

【配方】生姜、苏叶各 3 克。

【用法】将苏叶洗净，生姜切细丝，放入杯内，用开水冲泡 10 分钟，代茶饮。每天 2 剂，温服。

【功效】疏风散寒，理气和胃。适用于风寒感冒、头痛发热，或肠胃不适型感冒。

## 姜糖药茶

【选自】经验方。

【配方】生姜 3 片，红糖适量。

【用法】将以上 2 味用开水冲泡。每天 1 ~ 2 剂，可不拘时温服。

【功效】发汗解表，温中和胃。适用于风寒感冒、恶寒发热、头痛、咳嗽、无汗，或恶心、呕吐、腹胀、胃痛等症。

# 白芷荆芥茶

【选自】《百一选方》。

【配方】香白芷30克，荆芥穗、腊茶叶各3克。

【用法】将香白芷、荆芥穗研为细末。服用时，用腊茶叶煎汤或用沸水冲茶叶，茶汤饮服，每天2次，每次6克。

【功效】祛风散寒，解表止痛。适用于风寒感冒初期，鼻塞流涕、恶寒发热、头痛、齿痛等症。

# 五神药茶

【选自】《偏方大全》。

【配方】荆芥、苏叶、生姜各20克，红糖30克，茶叶6克。

【用法】先以文火煎煮荆芥、苏叶、生姜、茶叶，约15～20分钟，加入红糖，待溶化即成。每天2剂。也可随时服用。

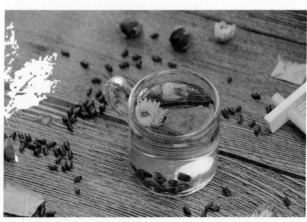

【功效】祛风散寒，解表止痛。适用于风寒感冒，身痛、畏寒、无汗等症。

## 紫苏叶茶

【选自】《上海常用中草药》。

【配方】紫苏叶 16 克，红糖适量。

【用法】将紫苏叶晒干，揉成粗末，用沸水冲泡，加入红糖使其溶化，代茶频饮。

【功效】发散风寒。适用于感冒风寒初期，畏寒、鼻塞流涕、全身肢节酸痛等症。

## 二椒药茶

【选自】民间验方。

【配方】辣椒 500 克，茶叶 10 克，胡椒、食盐各适量。

【用法】先将辣椒洗净，然后和茶叶、胡椒、食盐混合均匀后装入瓶中，封好口，存放 15 天左右。沸水冲泡，不拘时热饮。

【功效】驱寒解表，开胃消食。适用于伤风头痛、头昏、食欲减退等症。此方制作方便，如胃口不好时饮上 1 杯，即可使胃口大开，食欲增加。

【宜忌】胃及十二指肠溃疡、肝胆病、肾病以及气管炎患者忌用。

## 葱头姜茶

【选自】民间验方。

【配方】葱头10克，生姜3克，红糖适量。

【用法】将葱头、生姜洗净切片，与红糖一起放入砂锅内，加适量水，煎沸10分钟，去渣，取汁，趁热饮用。饮后宜盖被，取微汗。

【功效】发汗解表。适用于外感风寒、头痛、畏寒、鼻塞流涕等症。

## 桑菊豉茶

【选自】《百病饮食自疗》。

【配方】苦竹叶、白茅根各30克，桑叶、菊花各5克，薄荷3克，白糖20克。

【用法】将以上药放入杯内，开水浸泡10分钟，或在火上煎煮5分钟，加入白糖即可。可频频饮之。

【功效】清热散风、解表。适用于恶寒发热、头

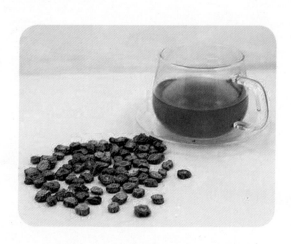

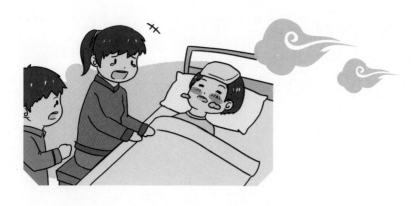

痛身疼，或鼻塞流涕、腮部肿胀不堪、舌苔薄白、脉浮数等症。

## 三花药茶

【选自】《中药临床手册》。

【配方】金银花15克，菊花10克，茉莉花3克。

【用法】将金银花、菊花、茉莉花放入茶杯中，用沸水冲泡，闷泡10～15分钟即可。

【功效】清热解毒。适用于防治热毒所致的风热感冒、痈疮、咽喉肿痛等。此茶除用于治疗外，平时"火气"盛者，常服有降"火"的作用。

## 清热嗽茶

【选自】《慈禧光绪医方选议》。

【配方】甘菊花、炙枇杷叶、霜桑叶各6克，生地、焦枳壳各4.5克，广皮、酒黄芩各3克，鲜芦根2支。

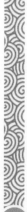

【用法】将芦根切碎，与余药揉成粗末，水煎，去渣，取汁。每天1剂，温饮。

【功效】清热解表，宣肺止咳。适用于外感风热、肺热咳嗽、恶心痰多、口渴咽干、大便干结等症。

## 流感药茶

【选自】《河南省秘验单方集锦》。

【配方】贯众、板蓝根各30克，甘草15克。

【用法】将以上3味中药，用开水冲泡后，代茶饮。每日1剂，不拘时频饮。

【功效】祛风、清热、利咽。适用于流行性感冒。以上3味药均有较强的抗流感病毒的作用，且清热解毒。

## 防感冒茶

【选自】民间验方。

【配方】板蓝根、大青叶各50克，野菊花、金银花各30克。

【用法】将上述4味中药共同放入大茶缸中，用沸水冲泡，片刻后饮用，代茶频服。

【功效】清热解毒。适用于预防流行性感冒。此方，除用于预防流感外，对于流行性脑炎、流行性肝炎及流行性呼吸道感染（尤其是病毒性感染），都有较好的预防作用。在疫情流行期间，是不可少的防病药茶。

药茶百味

# 治疗支气管炎的药茶

细菌、病毒感染或长期刺激会引起的气管炎以及支气管黏膜的急、慢性炎症。主要症状是咳嗽和咳痰。支气管炎分为急性支气管炎和慢性支气管炎。急性支气管炎，多因感冒发病，属外感咳嗽；慢性支气管炎，多因急性期未及时治愈，伤及内脏，属于内伤咳嗽。由于病因不同，内脏虚实不同，故临床症状也各不相同。应根据病情，对症选择药茶方剂。

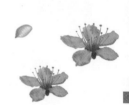

## 生津和茶

【选自】《滋补保健药膳食谱》。

【配方】大梨3个，藕1节，荷梗1根，橘络、甘草各3克，生姜3片，元参6克，莲心10颗。

【用法】将梨、藕和姜分别去皮，捣汁；荷梗切碎，元参切片，与橘络、甘草、莲心一起放入锅内，加水，共煎半小时；放温，过滤，去渣；再与梨、藕、姜汁混合搅匀。

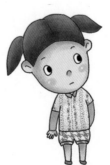
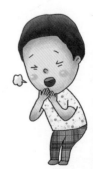

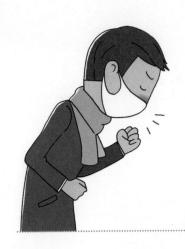

不拘时频饮。

【功效】润肺生津，止咳。适用于由肺燥所致的咳嗽、由胃燥伤津所致的咽干、反胃等症。

## 祛寒咳茶

【选自】《本草纲目》。

【配方】烧酒（粮食烧酒）、猪脂、香油、茶末、蜂蜜适量。

【用法】将以上5味和匀，共浸7日。每天2剂，每次取汁20毫升温服。

【功效】祛寒痰，止咳嗽。适用于寒痰咳嗽之症。

【宜忌】忌食生冷腥腻之食。

## 萝卜药茶

【选自】《茶叶实用知识》。

【配方】白萝卜100克，茶叶5克，食盐少许。

【用法】茶叶用沸水冲泡5分钟，取汁；将白萝卜洗净，切片置锅中煮烂，加食盐调味，倒入茶叶汁。每天2剂，不拘时温服。

【功效】清热化痰，理气开胃。适用于肺热咳嗽痰多、纳食不香等症。

## 薄荷草茶

【选自】民间验方。

【配方】薄荷9克，生甘草3克，白糖少许。

【用法】将甘草洗净，放入砂锅中，加水500毫升，煎沸10分钟；再将洗净的薄荷加入，煮沸，去渣取汁，加入白糖搅匀；待凉后饮用。

【功效】清肺止咳，解毒利咽。适用于咳嗽、咽喉痒痛、声音嘶哑等症。

# 干橘药茶

【选自】民间验方。

【配方】干橘皮、茶叶各2克。

【用法】将以上2味，用沸水冲泡10分钟即可。代茶饮用。

【功效】止咳化痰，理气和胃。适用于慢性支气管炎、咳嗽痰多、胃脘不好等症。此茶药少量轻，适宜于轻症。

# 橘红药茶

【选自】《瀚海颐生十二条》。

【配方】橘红1片（3～6克），绿茶4.5克。

【用法】将以上2味放入茶杯中，沸水冲泡；再入沸水锅中，隔水蒸20分钟后即可。每天1剂，不拘时地频饮。

【功效】润肺消痰，理气止咳。适用于咳嗽痰多、痰粘，或难以咳出等症。

# 侧柏叶茶

【选自】民间验方。

【配方】侧柏叶适量。

【用法】将侧柏叶洗净，晒干，揉碎，

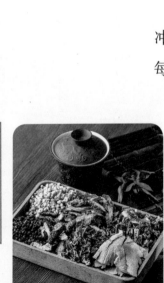

储存备用。用时，取侧柏叶6克，放入锅中，加水适量，煎沸片刻。取汁饮用。

【功效】凉血，止血，镇咳。适用于肺热咳嗽痰多、溃疡病出血等症。

## 枇杷药茶

【选自】民间验方。

【配方】甘菊花、炙枇杷叶、霜桑叶各6克，陈皮、酒黄芩各3克，鲜芦根2支，生地、焦枳壳各4.5克。

【用法】将鲜芦根切碎，与其他药料研制成碎末，加水煎煮。温服，每天1剂。

【功效】清热利咽，止咳化痰。适用于风热咳嗽、口渴咽干、恶心痰多、大便干结等症。

## 清气痰茶

【选自】《本草纲目》。

【配方】白药煎、细茶各30克，荆芥穗15克，海螵蛸3克，蜂蜜适量。

【用法】原法为：将以上4味中药研细末，拌匀，用蜜揉成丸，如芡实籽大小。每天2～3次，每次服嚼1丸。另法：将以上4味中药研为细末，和匀，每次用时取末 3 克，以沸水冲泡 10 分钟，加蜂蜜调味后饮用。

【功效】清肺化痰，止咳。适用于咳嗽气急、痰多，或久咳不止、咳痰不爽等症。

## 蜜蛋药茶

【选自】《食物疗法》。

【配方】蜂蜜 35 克，鸡蛋 1 个。

【用法】蜂蜜加水适量，烧开；将鸡蛋磕入碗内，用筷子打散，用烧沸的蜜水冲蛋饮服。每天 1～2 次温服。

【功效】宣肺润喉，止咳。适用于慢性支气管炎、声音嘶哑等症。

## 杏梨饮茶

【选自】《实用中医营养学》。

【配方】苦杏仁 10 克，大鸭梨 1 个，冰糖少许。

【用法】将杏仁去皮尖，打碎，鸭梨去核，切块；加适量水同煮，待熟随后放入冰糖，令其溶解。不拘时饮用。

【功效】润肺止咳。适用于燥热型急性气管炎症。

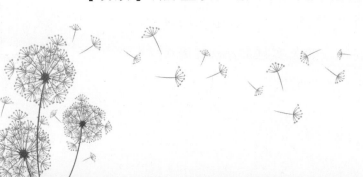

# 治疗支气管哮喘的药茶

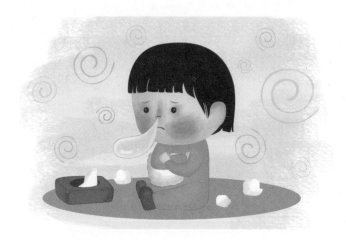

　　支气管哮喘，是一种以支气管平滑肌痉挛为主的全身性变态反应性疾病。发作的季节性较强，多在秋冬季和春季发病。本病属于中医学"哮喘"的范畴。中医常把它分为实喘和虚喘两大类。主要临床表现为哮喘，呼吸困难，咳嗽，咳黏液性痰。发作时，常见的症状是端坐呼吸，两手前撑，两肩耸起，额部出冷汗，口唇青紫，表情痛苦。喘咳可持续数小时，甚至数日，也可逐渐缓解。根据病情，可对症选用药茶治疗。

# 平喘药茶

【选自】《河南省秘验单方集锦》。

【配方】麻黄3克，黄柏4.5克，白果仁15个（打碎），茶叶6克，白糖30克。

【用法】将前4味中药加水共煎，取汁，加白糖即可。每天1剂，分2次饮服。在病发呼吸困难时也可饮用。

【功效】宣肺肃降，平喘止咳。适用于哮喘（过敏性支气管哮喘）等症。

# 人参核桃茶

【选自】民间验方。

【配方】人参4克，4枚核桃取肉。

【用法】将人参、核桃肉捣碎，放入砂锅内，加水，文火煎煮，取汁约400毫升。每天1剂，不拘时饮服。人参与核桃肉可同时嚼服。

【功效】纳气平喘。适用于久喘不愈、时轻时重、面色发黄、呼多吸少、张口抬肩、舌淡、脉细沉无力者。

# 楂桃药茶

【选自】民间验方。

【配方】山楂50克，核桃仁150克，白糖200克。

【用法】将山楂用水冲洗干净，放入锅内，加适量清水，在中火上煎熬3次，每次20分钟，过滤去渣，取汁，浓缩至约1000毫升。将核桃仁加入适量的水，浸泡半小时后洗净，再加少许清水，用石磨将其磨成蓉浆，装入容器中，再加适量的清水，稀释调匀。将锅洗净后，置于火上，倒入山楂汁，加入白糖搅拌，待溶化后，再缓缓地倒入核桃浆，边倒边搅均匀，烧至微沸，出锅装碗即成。可经常饮用。

【功效】补肺肾，生津液。适用于肺虚咳喘、气喘、肾虚阳痿、腰痛、津亏口溺、食积纳差、便干、血滞经少、腹痛等症。

## 久喘桃茶

【选自】《家用良方》。

【配方】胡桃肉30克，雨前茶15克，炼蜜5茶匙。

【用法】原法：将前2味研为末，拌匀，和炼蜜为丸，似子弹大。现法：将胡桃肉、雨前茶，加水同煎，煮沸10～15分钟后，取汁，加入炼蜜即可。另法：将以上2味研末，加炼蜜，以沸水冲泡即可。丸剂：每天2丸，时时噙化；茶剂：每天1剂，不拘时温服。

【功效】润肺平喘，止咳。适用于久喘、口干等症。

## 霜桑叶茶

【选自】《实用中医偏方汇编》。

【配方】经霜桑叶30克。

【用法】将桑叶洗净，加水 500 ~ 1000 毫升，煎沸 10 ~ 15 分钟，取汁。代茶饮用，不拘时温服。

【功效】祛风平喘，止咳化痰。适用于风热痰喘之症。

【宜忌】忌腥、腻之物。

## 陈皮药茶

【选自】民间验方。

【配方】陈皮，白糖适量。

【用法】将陈皮用水洗净，撕成小块，放入杯中，用开水沏 10 分钟焖后；然后将泡焖的陈皮汁倒出，汁内加入适量白糖搅匀即可。代茶饮用。

【功效】顺气，止咳，化痰，健胃，消暑，祛瘟。适用于咳嗽气喘、脾虚胃弱、呕吐呃逆者。此外，还可以滋养皮肤。少女饮用最宜。

## 僵蚕药茶

【选自】《本草纲目》。

【配方】茶末、白僵蚕各 30 克。

【用法】先将白僵蚕焙干，研末，再与茶末混合。每天 1 剂，于临睡前取以上药末 15 克，用沸水冲泡 10 分钟，温服。

【功效】祛风化痰，平喘止咳。适用于病风痰喘、夜不能寐等症。

# 治疗肺结核的药茶

肺结核是由结核杆菌引起的一种慢性肺部感染性疾病，民间称为"肺痨病"。它属于中医学的"痨瘵"范畴。中医认为其病因是由机体正气不足，阴精耗损痨虫侵入肺脏所致。如不及早治疗，还会发展成肺空洞、肺硬变、胸膜炎，甚至会传播至全身其他脏器，严重损害身体健康，而且肺结核会传染他人。其临床主要症状是咳嗽、咳痰咯血、胸痛、呼吸困难、午后低热（也可高热）乏力、食欲减退、体重减轻、盗汗等症。

## 桑叶止血茶

【选自】《圣济总录》。

【配方】霜桑叶、绿茶适量。

【用法】将霜桑叶焙干研末，瓷罐封贮备用。每天 1～2 次，每次取上末 9 克、取绿茶 3 克，煎汤或用沸水冲泡，待凉饮用。

【功效】凉血止血，清热泻火。适用于肺

热咳嗽、痰中带血，或支气管扩张咯血、肺结核咯血、鼻出血、齿衄等症。

## 柿饼药茶

【选自】《茶叶实用知识》。

【配方】茶叶 5 克，柿饼 6 个，冰糖 15 克。

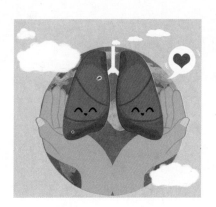

【用法】取柿饼与冰糖加少量水，置于锅内，炖烂；将茶叶用沸水冲泡 5 分钟，取汁，加入锅内即可。每天 1 剂，不拘时饮服，柿饼可食用。

【功效】润肺止咳，涩肠止血。适用于肺虚咳嗽、痰多、痰中带血等症。服用该茶有较好的疗效。

## 茅根藕茶

【选自】《常见药用食物》。

【配方】藕节 5 个，白茅根 30 克，白糖适量。

【用法】将藕节与白茅根洗净，放置锅内，加水，煮沸 20 分钟后，去渣取汁，倒入盛有白糖的碗内，沏水即可饮服。每天 1 剂，不拘时频饮。

【功效】清热凉血，生津止渴。适用于因肺热火旺，灼伤血络所致的咯血症，如肺结核咯血、支气管扩张咯血等症。

中医药科普读本 第一辑

药茶百味

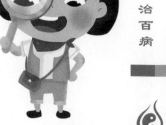

## 枸骨药茶

【选自】《本草从新》。

【配方】枸骨嫩叶 15 ~ 30 克。

【用法】将枸骨嫩叶用开水浸泡 10 ~ 30 分钟，代茶饮用。每天 1 剂。不拘时频饮。

【功效】养阴退热，益气血，止咳嗽。适用于劳伤失血、肺痨咳嗽等症。

## 润肺化痰茶

【选自】《本草蒙荃》。

【配方】五倍子 500 克，酵酒糟 120 克，绿茶末 30 克。

【用法】先将五倍子捣碎，研细末，过筛；再加入绿茶末和酵酒糟，拌匀捣烂，摊平；用模具压制或用刀切成约 3 厘米见方、重约 5 克的块状物，待发酵至表面长出白霜时，取出，晒干，放入瓷罐封贮备用。每天 2 剂，每次 1 块，沸水冲泡，温服或含漱。

【功效】清热化痰，润肺止咳，生津止渴。适用于肺阴不足、久咳痰多、肺结核、咽痛咽痒，以及急、慢性咽喉炎等症。

## 柿叶药茶

【选自】民间验方。

【配方】柿叶不拘量，绿茶适量。

【用法】将柿叶洗净，晒干（以秋季自然脱落者较好），研细末，装入瓷罐备贮。每天 2 ~ 3 次，每次取上末 6 克，以茶叶煎汁，候冷送服。

【功效】凉血止血。适用于肺结核咯血、支气管扩张咯血、痰中带血、胃溃疡出血，以及便血、尿血、子宫出血、紫癜等各种出血。

## 沃雪药茶

【选自】《医学衷中参西录》。

【配方】生山药 45 克，牛蒡子（炒后捣碎）12 克，柿霜饼 18 克。

【用法】先将山药、牛蒡子煮汤，去渣取汁，再加入柿霜饼，泡溶即可。不拘时饮服。

【功效】止咳定喘，补益脾肺。适用于由脾虚、气阴不足而引起的虚热、肺痨咳嗽、喘逆、饮食呆滞等症。

# 治疗热病的药茶

热病是泛指一切外感热病与内伤发热两类疾病。热病的临床特征，一般是起病急，热象较盛，病重伴有恶寒，转变迅速，易化燥伤阴。热病过程中会出现烦渴现象，低热不退，热退后易复发或热病后因热盛耗伤津液，也可出现口渴喜饮。临诊应根据不同症状，选择药茶，以清热除烦，滋阴生津。

## 清热药茶

【选自】民间验方。

【配方】蕹菜 200 克，荸荠 150 克。

【用法】将蕹菜、荸荠分别洗净。蕹菜切段，荸荠拍碎，共同放入砂锅中，煎煮取汁。代茶频服。

【功效】清热解毒。适用于暑热、鼻出血、热淋、痈肿、

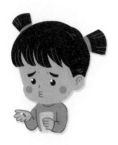

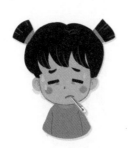

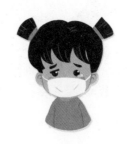

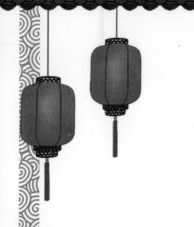

黄疸、肠胃热、目赤、咽喉肿痛、便秘等。还可防治夏日暑热病。

## 石斛药茶

【选自】《纲目拾遗》。

【配方】耳环石斛 30 克。

【用法】将以上药放入锅内水煎。代茶饮之。

【功效】开胃健脾，清热保津。适用于由热病伤津及阴虚津亏而虚热的病症。

## 五汁药茶

【选自】《温病条辩》。

【配方】梨汁、荸荠汁、藕汁（或蔗汁）、麦冬汁、鲜苇根汁酌情适量。

【用法】将以上 5 汁搅匀。不拘时凉饮。如不甚喜凉者，可重汤煨之，代茶温饮。

【功效】清热生津。适用于高热灼伤津液而引起的口渴，或吐血沫而粘滞不爽者。

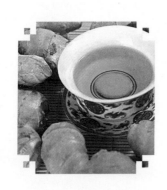

中医药科普读本 第一辑

药茶百味

# 枸杞叶茶

【选自】民间验方。

【配方】枸杞嫩叶和茎适量。

【用法】春、夏季选用枸杞的嫩叶和嫩茎，洗净，用开水稍烫，滤干水分，切细，在阳光下晒干，放入铁锅内，用小火炒成黄褐色，装进容器，密封，备用。服用时，取枸杞叶6克，放入茶杯中，开水冲泡即可。也可在茶杯中加入少量甜味剂。

【功效】祛风明目，补虚益精，清热止渴。适用于虚劳发热、热毒疮肿、烦渴、障翳夜盲，崩漏带下等症，且可用于延缓衰老，强身健体。

# 清肺药茶

【选自】民间验方。

【配方】竹叶、鲜枇杷叶、芦根各25克，白糖适量，食盐少许。

【用法】将竹叶、枇杷叶（刷净茸毛）、芦根洗净，切碎，放入砂锅内，加水1500毫升，煎沸10分钟，去渣，取汁，趁热加入白糖、食盐，搅匀，待凉后饮用。

【功效】清热、生津、利小便。适用于心烦口渴、暑热、小便短赤等症。本药茶清肺止渴，是夏季常用的清凉饮料。

## 鲜藕药茶

【选自】民间验方。

【配方】鲜藕 60 克，白糖 15 克。

【用法】将鲜藕洗净，切成薄片，加水 650 毫升，慢火煮 10 分钟后，加入白糖，调匀。每天 1 剂，代茶饮用。

【功效】凉血清热，化瘀。适用于热病烦渴、目赤鼻出血、产后血瘀、小便热痛等症。也可解酒毒、清热解暑。

【宜忌】不可用铁锅煮煎。

## 茅根竹茶

【选自】民间验方。

【配方】鲜白茅根 60 克，竹蔗 250 克。

【用法】将以上 2 味放入锅内煎汤。每天 1 剂，代茶频饮。

【功效】清热凉血，生津润燥。适用于热病津伤、心烦口渴、鼻出血、小便不利、尿血等症。本茶是具有清补作用，夏季可经常服用，对清除暑热、颐养津液具有良好的效果。

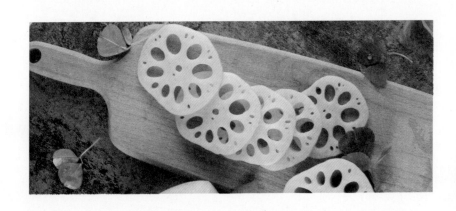

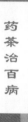
# 治疗疟疾的药茶

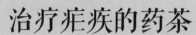

疟疾是经蚊叮咬或输入带疟原虫者的血液而感染疟原虫所引起的虫媒传染病。发病多在夏、秋季。由于疟原虫种类不同，临床症状也有差别，常见的有一日一发、间日一发或三日一发的。临床症状为周期性的寒战、高热及全身出汗而热退，此期患者有重病感。中医认为，本病多由夏季感受风寒暑湿邪气，伏而发之。治疗多从清热、散寒、止疟入手。

## 乌梅药茶

【选自】民间验方。

【配方】乌梅10克。

【用法】将上药放入茶杯中，沸水冲泡。代茶饮用。

【功效】敛肺涩肠，安蛔截疟，生津止渴。适用于疟疾。此方截疟，简便易行，适用于远行者。

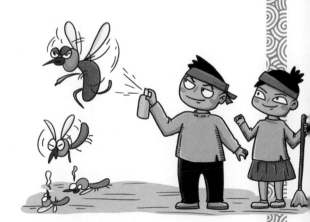

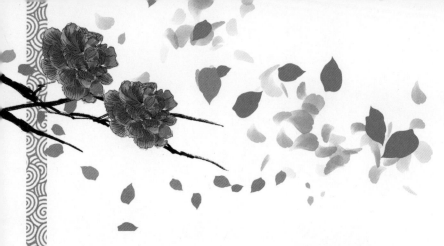

## 川芎胡茶

【选自】民间验方。

【配方】雨前茶9克，胡桃肉15克，川芎2克。

【用法】病未发前，将以上3味中药（寒多加胡椒1克）放入茶壶内，以滚开水冲泡，趁热频频服之，饮至有汗时也不可停。

【功效】补肾，强筋骨，去寒热。适用于寒热疟疾。

## 地骨皮止疟茶

【选自】《中草药单验方选编》。

【配方】鲜地骨皮30克，茶叶3克（鲜摘茶叶用30克）。

【用法】以上2味加水适量，煎沸10～15分钟即可。可在发作前2～3小时，1次服完。

【功效】止疟。适用于疟疾。本茶药味虽少而功效不小。据了解，江苏省淮阴县卫生局用该茶曾治疗

中医药科普读本 第一辑

药茶百味

疟疾 150 例，于发作前 2 ~ 3 小时顿服，结果治愈 145 例，其中随访 15 例，均服 1 剂而愈。

## 硫黄止疟茶

【选自】《本草纲目》。

【配方】硫黄、茶叶各等份。

【用法】将以上 2 味研末，和匀备用。每天 1 ~ 2 次，每次取上药末 5 克，冲泡饮服。

【功效】温肾壮阳、止疟。适用于寒湿疟疾或久疟不止等症，临床可见战抖、口渴、神疲倦怠、胸脘痞满等症。

## 青蒿药茶

【选自】民间验方。

【配方】青蒿 50 克，薄荷 3 克。

【用法】拣去青蒿杂质，与薄荷同为粗末，用开水冲泡。代茶饮用，每天 1 剂。

【功效】消暑、益气、退热。适用于疟疾，对间日疟和恶性疟原虫有强大而快速的杀灭作用。对血吸虫也有杀灭作用。

【宜忌】感冒发热，伴有明显恶寒者，不宜饮用。

# 治疗中暑的药茶

中暑是指长时间暴露在高温环境中，或在炎热环境中进行体力活动引起机体体温调节功能紊乱所致的一组临床症候群，以高热、皮肤干燥以及中枢神经系统症状为特征。根据我国《职业性中暑诊断标准》，中暑分为先兆中暑、轻症中暑、重症中暑。轻者头痛，头晕，恶心，呕吐；重者可突然晕倒，面色苍白，呼吸不匀，血压降低，高热昏迷。本病应以预防为主，若出现中暑症状，应迅速抢救。

## 防暑药茶

【选自】民间验方。

【配方】藿香、佩兰各9克，茶叶6克。

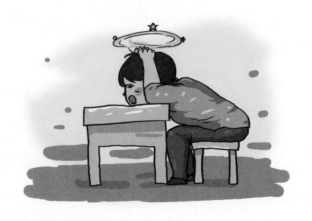

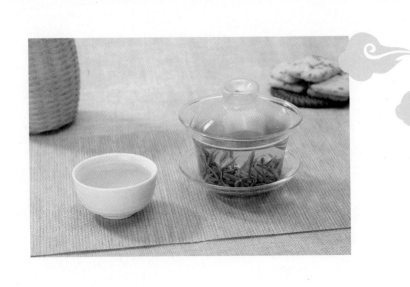

【用法】将藿香、佩兰洗净，与茶叶一起放入杯中，开水冲泡。代茶饮用。

【功效】清热解暑。适用于轻度中暑者。

## 竹叶清心茶

【选自】民间验方。

【配方】淡竹叶15克，甘草10克，薄荷3克，白糖适量。

【用法】将淡竹叶、甘草共同放入砂锅中，加水800毫升，煎煮10分钟后，加入薄荷，煮沸片刻，过滤取汁，待凉后，加入白糖饮用。每天1剂，代茶饮。

【功效】清祛暑湿，清心除烦。适用于夏感暑热、口渴心烦、小便黄赤等症。本茶是夏季常用的清暑凉茶之一。

# 乌梅青茶

【选自】《百病饮食自疗》。

【配方】石斛 10 克，乌梅 15 克，莲心 6 克，竹叶卷心 30 根，西瓜翠衣 30 克，冰糖适量。

【用法】将石斛入砂锅先煎，后下其他药，共煎取汁，去渣，放入冰糖，令溶化即可。代茶频频饮之。

【功效】清热祛暑，生津止渴。适用于心热烦躁、舌红绛、苔黄燥等症者。

# 绿豆酸梅茶

【选自】《患者保健食谱》。

【配方】绿豆 100 克，酸梅 50 克，白糖适量。

【用法】将以上药前 2 味共煎，去渣取汁，加入白糖令溶化即可，待凉。代茶频饮。

【功效】清热解暑，是夏季的常用饮料。适用于治疗暑热、烦躁、燥热等症。

# 荷叶竹茶

【选自】民间验方。

【配方】鲜荷叶 1 张，绿茶 3 克，鲜竹叶 2 片。

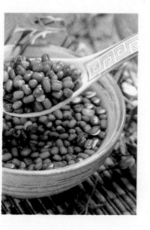

【用法】将荷叶、竹叶洗净，切成细丝，与绿茶一同放入砂锅内，以沸水冲泡，盖严浸泡约10分钟，频频饮用。

【功效】清热祛暑。适用于伤暑，即先兆中暑和轻症中暑。

## 翠衣凉茶

【选自】民间验方。

【配方】鲜西瓜皮9克，赤芍6克，炒栀子3.6克，黄连1克，甘草1克，白糖10克。

【用法】先将西瓜皮切成小块，与其他药物一起放入砂锅内，加水1碗半，文火煮20分钟，去渣，取汁，放入白糖，搅匀。凉饮，每天1次。

【功效】清暑利尿。主治中暑发热、烦闷口渴、小便黄少等症。

## 清暑明目茶

【选自】《卫生科普》。

【配方】白菊花、决明子、槐花各10克。

【用法】用以上3味煎水。代茶凉饮。

【功效】平肝降压，清热祛暑。适用于暑天头昏目眩、高血压病等症。

## 祛暑清心茶

【选自】《卫生科普》。

【配方】鲜竹叶心、麦冬心、莲心、鲜佩兰各6克。

【用法】将以上药同入锅，加水煎汤，取汁。凉饮代茶。

【功效】清热祛暑，清心除烦。适用于预防和治疗暑热所致的胸闷汗多、心烦口干、疲倦厌食等症。

## 四叶药茶

【选自】民间验方。

【配方】鲜荷叶、佩兰叶各30克，淡竹叶、青蒿叶

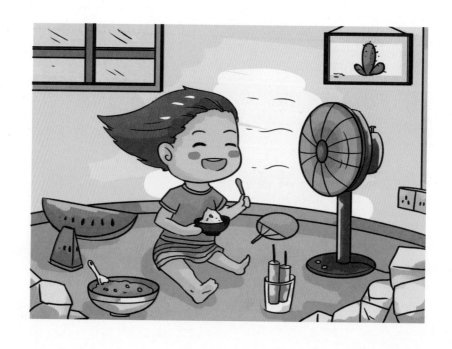

各 25 克。

【用法】待鲜荷叶洗净，与佩兰叶、淡竹叶、青蒿叶同放入沙锅中，加水适量，煎沸 5 分钟，去渣，取汁。每天 1 剂，分 2～3 次服饮。

【功效】清热祛暑，除烦利尿。适用于防暑、治暑热烦渴、小便不利及暑热外感等症。夏季应备置一些四叶茶，当气候烦热、身体燥热不适时饮用，有益于除烦止渴。

## 荷叶凉茶

【选自】民间验方。

【配方】荷叶 1 张，滑石、白术各 10 克，藿香、甘草各 7 克，白糖适量。

【用法】将荷叶洗净，切碎，与上述其他原料一起加水煮沸即可。代茶饮用。

【功效】清热祛湿。适用于体弱、中暑患者。

## 枇杷暑茶

【选自】民间验方。

【配方】鲜枇杷叶、竹叶各 30 克，白糖适量，食盐少许。

【用法】将鲜枇杷叶刷去茸毛，与鲜竹叶一同洗净，切成小块，加水 800 毫升，煮沸 10

分钟，过滤取汁，趁热加入白糖、食盐，搅拌均匀。候凉后代茶饮。

【功效】清热和胃，生津止渴。适用于暑热烦渴、小便短赤等。此方属于夏伏季节的清暑凉茶之一。

## 三叶蒿茶

【选自】《河南省秘验单方集锦》。

【配方】青竹叶1把，鲜藿香叶30克，青蒿15克，茶叶10克。

【用法】先将竹叶、藿香、青蒿3味加水煎汤，取汁冲泡茶叶即成。每天1剂，代茶饮用。

【功效】清热解暑。适用于中暑高热、出汗、口渴、烦闷、恶心、呕吐等症，此茶效果显著。

## 大青花茶

【选自】民间验方。

【配方】鲜大青叶30～60克（干品20克），金银花15～30克，茶叶5克。

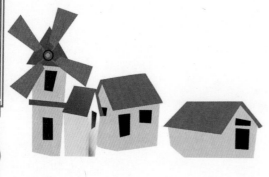
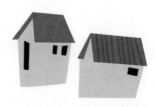

【用法】将以上 3 味加水煎汤，或用沸水冲泡 20 分钟即可。每天 1 剂，不拘时饮用。

【功效】清热解毒，祛暑。适用于流行性乙型脑炎、中暑高热，并有预防作用。

## 酸梅汤茶

【选自】民间验方。

【配方】酸梅 20 个，冰糖适量。

【用法】将以上 2 味用沸水冲泡。放凉后饮用。

【功效】生津止渴。适用于夏季暑热烦渴等症。本方已成为城乡群众习惯饮用的夏季消凉饮料。

## 薄荷香茶

【选自】民间验方。

【配方】香薷、淡竹叶各 3 克，车前草 5 克，薄荷 4 克。

【用法】将香薷、淡竹叶、车前草洗净，放入砂锅中，加适量水，煎沸 5 分钟；放入洗净的薄荷，再煎煮 5 分钟即可。每天 1 剂，代茶饮用。

【功效】消暑清热。适用于防暑、暑热胸闷烦渴、小便短赤等症。本茶是夏季防暑的一种较理想的保健茶。

# 治疗瘟疫的药茶

瘟疫系指传染性强、流行性广、转变迅速、病情严重的一类疾患。总的来说，瘟疫是由于一些强烈致病性微生物，如细菌，病毒引起的传染病。它包含西医学中的流行性脑膜炎、乙型脑炎等急性传染病。此类疾病的死亡率极高。随着现代医学的不断发展，其发病率和死亡率都有了大幅度下降。在防疫上，中药药茶也作出了自己的积极贡献。

## 荸荠药茶

【选自】民间验方。

【配方】鲜荸荠，生石膏适量。

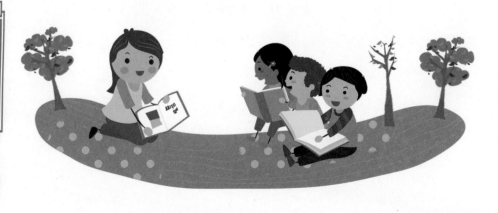

【用法】将以上 2 味中药加水同煮，去渣取汁。代茶饮用。

【功效】清热生津，泻火。适用于预防乙型脑炎。

## 板蓝根茶

【选自】民间验方。

【配方】板蓝根、大青叶各 50 克，野菊花、金银花各 30 克。

【用法】将以上 4 味中药共同放入大茶缸中，用开水冲泡。可频频饮用。

【功效】清热解毒。适用于预防流感、流行性乙型脑炎、流行性肝炎及流行性呼吸道感染等症。

## 石膏药茶

【选自】《太平圣惠方》。

【配方】生石膏 60 克，紫笋茶末 3 克。

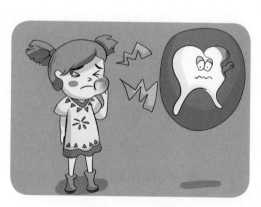

【用法】将生石膏捣为末，加适量水煎，去渣取汁。以药汁泡紫笋茶末饮用。

【功效】清热泻火。适用于乙型脑炎、流感、中暑、胃火盛、牙痛等。

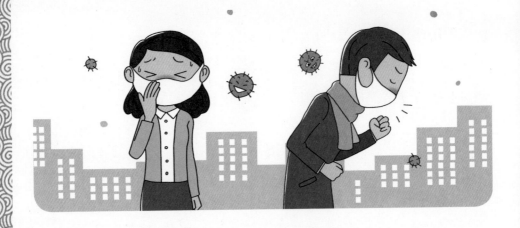

## 银花甘草茶

【选自】《中药临床手册》。

【配方】银花 30 克，甘草 3 克。

【用法】将甘草制成粗末，同银花共放入茶杯中，沸水冲泡。代茶饮用。

【功效】清热解毒。适用于预防乙型脑炎、流行性脑炎。

## 大青叶茶

【选自】民间验方。

【配方】大青叶 30 克。

【用法】将大青叶揉碎成粗末，水煎。代茶频饮，连服 3～5 天。

【功效】清热解毒，凉血止血。适用于预防流感、乙型脑炎。对脑膜炎双球菌有杀灭作用。

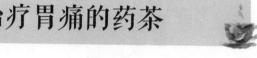

# 治疗胃痛的药茶

胃痛是一种非特异性症状，又称胃脘痛，常见于急、慢性胃炎，胃或十二指肠溃疡及胃神经官能症等，以胃脘部经常发生疼痛为特征。其发病原因多由情志抑郁，肝气不舒，或暴饮暴食，或胃虚受寒，饮食生冷干硬等引起。肝气犯胃，则胃脘胀痛，攻痛连胁。嗳气、呕酸，多与情绪变

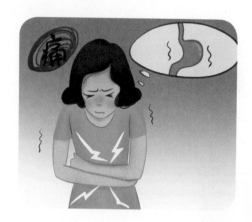

化有关。饮食积滞，多由暴饮暴食或饮食不洁引起，症状为脘痛闷胀，嗳气食少，呕吐、恶心，或兼有肠鸣腹泻等。脾胃虚寒，则胃脘隐痛，泛吐清水，喜暖怕冷，按之痛减。下列药茶，可供辨证选用。

## 玫瑰佛手茶

【选自】《食疗本草学》。

【配方】玫瑰花6克，佛手10克。

【用法】取以上2味，沸水冲泡5分钟即可。代

茶饮用。每天 1 剂，不拘时温服。

【功效】和胃止痛，理气解郁。适用于肝胃不和、胃脘疼痛、胁肋胀痛、嗳气少食等症。

## 健胃药茶

【选自】《新中医》。

【配方】徐长卿 4.5 克，北沙参、化橘红、白芍各 3 克，生甘草 2 克，玫瑰花、红茶各 1.5 克。

【用法】取以上 7 味中药捣为粗末，沸水冲泡。代茶频饮，每天 1 剂，连服 3 个月。

【功效】健脾温中，疏肝活血。适用于虚寒性浅表性胃炎者。

## 蜂蜜红茶

【选自】民间验方。

【配方】红花 5 克，蜂蜜与红糖适量。

【用法】将红花 5 克放在保温杯中，用沸水冲泡 10 分钟，再调入蜂蜜与红糖适量。趁热频频饮用。

【功效】和胃利肠，止痛祛疡。适用于胃与十二指肠溃疡。

## 溃疡药茶

【选自】《中医秘方验方汇编》。

【配方】茶叶、白砂糖各 250 克。

【用法】取以上 2 味加水适量，煮沸，候冷，去渣，取汁贮存于洁净的容器中，置于干燥处。经 6 ~ 12 天后，若其色如陈酒，结面如罗皮（表面结层凝固状的薄皮），即可服用；若未结面，只要经 7 ~ 14 天，就可饮服。每天 2 次，早、晚将上茶蒸热后服用。

【功效】和中化湿，消炎敛溃。适用于胃和十二指肠球部溃疡。

## 玳玳花茶

【选自】《食疗本草学》。

【配方】玳玳花 3 克。

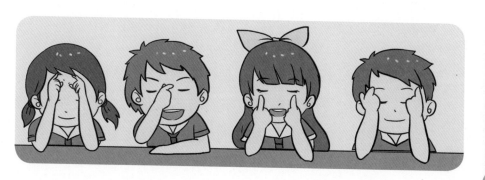

【用法】取上药沸水冲泡。代茶饮用。每天1剂，不拘时温服。

【功效】疏肝理气，和胃止痛、止呕。适用于脘腹胀痛、胸胁不舒、恶心、呕吐、不思饮食等症。

## 橘花药茶

【选自】《云林堂饮食制度集》。

【配方】橘花、红花末各3～5克。

【用法】取以上2味中药沸水冲泡10分钟。代茶饮用。每天1剂，不拘时温服。

【功效】和胃止痛，温中理气。适用于胃寒疼痛、食积不化、咳嗽等症。

## 旱莲枣茶

【选自】民间验方。

【配方】鲜旱莲草50克，红枣8～10枚。

【用法】将旱莲草、红枣加清水2碗，煎至1碗即可。每天2剂。

【功效】补虚益脾，滋阴补血，止血。适用于胃、十二指肠溃疡出血、失血性贫血等症，是良好的辅助治疗药茶。

中医药科普读本　第一辑

药茶百味

# 二绿药茶

【选自】《江西中医药》。

【配方】绿萼梅、绿茶各6克。

【用法】取以上2味，沸水冲泡5分钟即可。代茶饮用，每天1剂，不拘时温服。

【功效】和胃止痛，疏肝理气。适用于肝胃不和、脘腹胀满而痛，或有呕恶等。

# 老姜药茶

【选自】民间验方。

【配方】老姜，红糖各250克。

【用法】将生姜捣汁，去渣，隔汤蒸沸，将红糖溶入收膏。4天服完。每天早晚各1次。

【功效】温中散寒。适用于寒积胃痛，因胃阴不足、冷饮内伤，阴寒郁结所致的胃脘疼痛、遇寒加重、手足逆冷、二便清利、口吐涎沫等症。

# 甘橘药茶

【选自】民间验方。

【配方】橘皮10克，甘草5克。

【用法】将橘皮、甘草洗净，橘皮

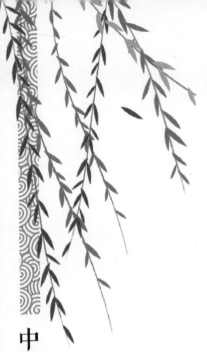

撕碎，共同放入茶杯中，用沸水冲泡。不拘时饮用。

【功效】健脾理气。适用于消化性溃疡、泛吐酸水等症。

## 佛手药茶

【选自】《偏方大全》。

【配方】鲜佛手25克（干品10克）。

【用法】将佛手切片或制成粗末，用沸水冲泡，加盖，闷10分钟即可。代茶饮用，每天1剂，不拘时温服。

【功效】和胃止痛，疏肝理气。适用于肝胃失和之胃脘胀痛及胃神经痛症；慢性胃炎以及由溃疡所致的疼痛，也可以用本药茶治疗，简洁方便，效果显著。

中医药科普读本 第一辑

药茶百味

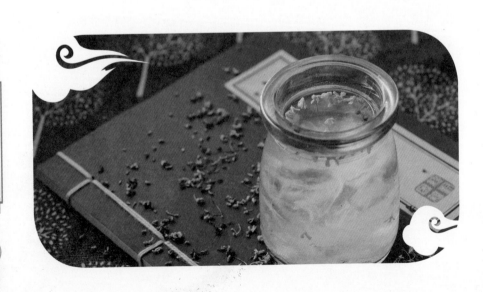

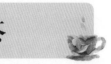

# 治疗呕吐的药茶

呕吐是一种常见的临床症状。是指由于胃失和降，气逆于上，迫使胃中之物从口中吐出的一种病症。临床表现为：寒吐，则呕吐清涎，喜热，口不渴，四肢冷；热吐，则呕吐物热臭或酸苦，喜冷饮，

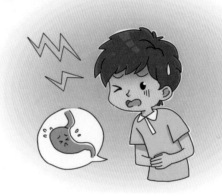

口渴，小便黄赤。肝气犯胃则食入即吐，呕吐胸闷，胁痛；脾胃虚弱则饮食难以消化，食随气逆，导致呕吐。茶有苦降开胃的作用，因而药茶治疗呕吐具有较好的疗效。

## 枇杷芦根茶

【选自】《北京卫生职工学院资料》。

【配方】枇杷叶 10～15 克，鲜芦根 10 克，白糖适量。

【用法】将枇杷叶去毛，烤干，与鲜芦根同煮，去渣，取汁。可加入少许白糖，用开水沏，代茶温饮。

【功效】清热和胃。适用于胃中燥热，失其和降而气逆作呕者。

# 醋姜药茶

【选自】《偏方大全》。

【配方】鲜姜 60 克，醋、红糖各适量。

【用法】先将生姜洗净，切片，以醋浸泡 1 昼夜。用时取姜 3 片，加红糖，用沸水泡 5 分钟即可。代茶饮用，每天 2 剂，温服。

【功效】温中和胃，降逆止呕。适用于食欲不振、翻胃呕吐以及由胃寒引起的胃脘痛等症。也有降血脂的功效。

# 萝卜叶茶

【选自】民间验方。

【配方】白萝卜叶 100 克。

【用法】将白萝卜叶捣烂，取汁。以开水冲泡，代茶饮用。

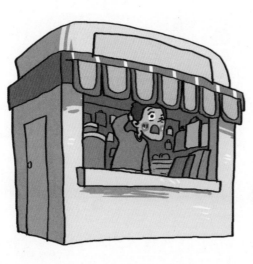
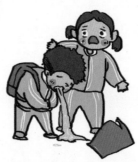

【功效】消导下气，开胃止泻。适用于恶心呕吐及因七情内伤、外感邪气，使脾胃损伤、积食不化、脘腹满闷、胀痛，厌食、食下即吐之症。

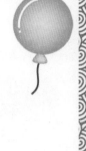

## 乌硼药茶

【选自】民间验方。

【配方】乌梅 2 克，红茶 1.5 克，硼砂 1 克。

【用法】取以上 3 味，以沸水冲泡 5 ~ 10 分钟即可。呕吐甚者，可加大黄粉 1.5 克。每天 1 剂，顿服或分 2 次服。

【功效】降逆辟秽，和胃止呕。适用于呕吐较甚，或呕吐呕逆频繁者。该药茶还适用于食管癌、胃癌晚期入食困难，或入食即吐者，用之亦有较好的疗效。

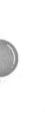

## 醋面药茶

【选自】《本草纲目》。

【配方】小麦面适量（或 150 克），米醋适量，茶叶适量（或 5 克）。

【用法】将小麦面用醋拌作弹丸大小的药丸，煮熟（或隔水蒸）。用时，以沸水冲泡茶叶，以茶汤送服醋麦面丸。每天 2 次，每次 1 丸。若呕哕未止，再服，茶汤送下。

【功效】和胃降逆，止呕吐。适用于呕哕不止者。

# 生姜药茶

【选自】民间验方。

【配方】生姜3片，红茶1~3克。

【用法】将生姜（鲜者为佳）切成碎块或细丝状，与红茶共置杯中，以开水冲泡，过3~5分钟，即可服用。每天1~2剂，温服。

【功效】温中和胃，降逆止呃。适用于呕吐、恶心等症。

# 麦芽山茶

【选自】《北京卫生职工学院资料》。

【配方】炒麦芽10克，炒山楂片3克，红糖适量。

【用法】将以上3味加水煮汤，去渣，取汁。代茶饮用。

【功效】消导止呕。适用于伤食呕吐、脘腹胀满、嗳腐吞酸、食后即吐、吐出不化宿食、舌苔白腻、脉滑等症。

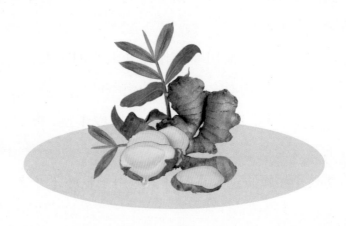

中医药科普读本 第一辑

药茶百味

# 治疗呃逆的药茶

呃逆是指胃气上逆，喉间频频作声，声短而频，令人不能自止为主症。偶然发作者，常因饮呛冷或吸入凉气引起。直接屏住呼吸 30 ~ 45 秒，或集中思想，转移注意力，呃逆均能停止。如果持续不止，则服用下列药茶方，可有一定的止呃作用。

## 治呃药茶

【选自】《陕甘宁中草药选》。

【配方】代赭石 24 克，柿蒂 15 克，木香、公丁香各 10 克，灶心土 150 克。

【用法】将前 4 味煎汤，灶心土烧红，放入汤内，待澄清后备用。可频频饮用。

【功效】阵逆止呃。适用于呃逆者。

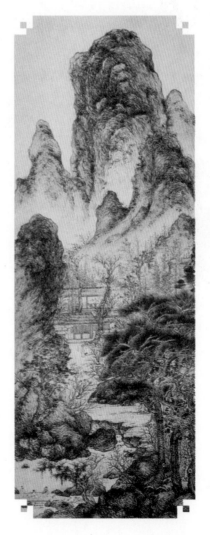

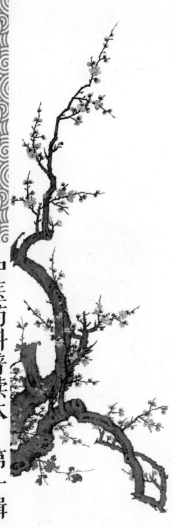

## 竹茹芦根茶

【选自】《千金要方》。

【配方】竹茹、芦根各30克，生姜3片。

【用法】取以上3味中药加水煎汤，去渣，取汁。代茶饮用。

【功效】清热和胃，降逆止呃。适用于胃热呃逆、病后哕逆等症。

## 柿蒂姜茶

【选自】民间验方。

【配方】柿蒂10克，生姜3克。

【用法】将柿蒂、生姜洗净，生姜切丝，共同放入砂锅中，加水适量，煎煮，去渣，取汁，代茶饮用。

【功效】降逆气，止呃逆。适用于呃逆不止。本茶除用于一般的胃寒呃逆外，还较适于治疗中风病人的呃逆不止。

# 治疗腹痛的药茶

腹痛，是临床常见的症状。除见于泻痢、肠痈、寄生虫病以及妇科病等疾患外，多由感受寒邪或饮食停滞等所引起的。此外，腹痛又是一种主观感觉，腹痛的性质和强度，不仅受病变情况和刺激程度影响，而且受神经和心理等因素的影响。

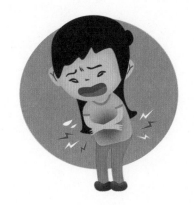

## 扁豆药茶

【选自】民间验方。

【配方】白扁豆 30 片。

【用法】将扁豆捣汁，加水煮沸，代茶饮用。

【功效】清热泻火，行气化湿。适用于湿热腹痛，因湿热蕴结脾胃、腹痛时作时止、痛而拒按、时有呕吐、大便秘结或下痢等症。

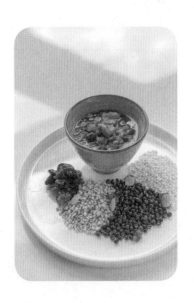

# 荔枝核茶

【选自】民间验方。

【配方】荔枝核15克，橘核10克，红糖适量。

【用法】取前2味中药煎水去渣，取汁，加红糖使其溶化。代茶饮用。

【功效】行气散寒。适用于感寒腹痛、其痛绵绵、面色黄白、口不渴者等症。

# 和脾药茶

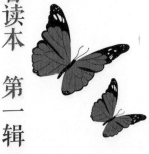

【选自】《光绪皇帝代茶饮方》。

【配方】茯苓（研末）、白芍各10克，白术（土炒）6克，炙甘草3克。

【用法】取以上4味，水煎去渣，取汁。代茶饮用，每天1剂。

【功效】健脾养胃，缓急止痛。适用于脾胃虚弱、食少便溏、腹中疼痛等症。

中医药科普读本 第一辑

药茶百味

# 治疗泄泻的药茶

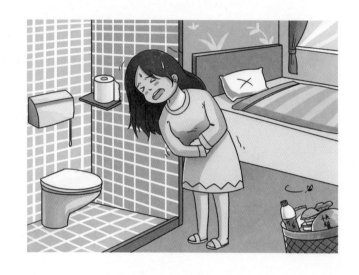

　　泄泻又称腹泻，以排便次数明显超过平日习惯的频率，泻下粪便稀薄或如水样为其主要症状。主要由于湿邪所胜和脾胃失调引起。泄泻之病多发生于夏秋季节，其致病原因，有感受湿热、寒湿，或脾胃虚弱，或肾阳不足，故中医临床常以湿热下注，寒湿伤脾，脾虚泄泻，命门火衰（五更泄泻）等分型论治。急性腹泻发病急剧，病程在 2～3 周之内，大多系感染引起。慢性腹泻指病程在两个月以上或间歇期在 2～4 周内的复发性腹泻，发病原因更为复杂，可为感染性或非感染性因素所致。

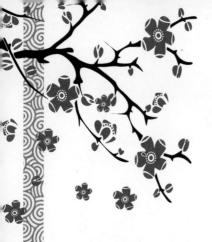

# 止泻药茶

【选自】民间验方。

【配方】四川绿茶、金银花各9克，玫瑰花、陈皮各6克，茉莉花、甘草各3克。

【用法】将以上中药用沸水浸泡（加盖封闭，勿令其泄气）。10～12分钟后，方可服用。每天可分3～5次，可频频服饮。小儿用量酌减。

【功效】消炎抗菌、收敛固肠、理气止痛、消化内积、活血止血、强心利尿、清热解毒等。适用于急、慢性肠炎，细菌性痢疾、泄泻等症。

# 石榴叶茶

【选自】《常见病验方选编》。

【配方】石榴叶60克，食盐30克，生姜15克。

【用法】取以上3味同炒黑，水煎。代茶饮用，每天1剂，分上、下午2次温服。

【功效】温中止泻。适用于急性胃肠炎（寒泻证）。

# 乌梅甜茶

【选自】民间验方。

【配方】乌梅5克，防风、当归各8克，白糖适量。

中医药科普读本 第一辑

药茶百味

【用法】将乌梅洗净，与防风、当归、白糖一起放入杯中，用沸水冲泡。不拘时饮服。

【功效】收敛生津。适用于过敏性肠炎所引起的泄泻。

## 车前子茶

【选自】民间验方。

【配方】炒车前子10克，红茶3克。

【用法】取以上2味，沏水冲泡浓汁，加盖，闷10分钟即可；或将以上2味水煎成浓汁亦可。每天1～2剂，分2次温服。

【功效】健脾利水，化湿止泻。适用于脾虚水泻。

## 粳米姜茶

【选自】民间验方。

【配方】生姜3克，茶叶15克，粳米30克。

【用法】先将粳米淘洗干净，再加入生姜及茶叶水，煎后即可服用。每天1剂，温饮。

【功效】清热解毒，健脾利尿。适用于慢性肠炎、久泻不止。对于久泻而致脾胃虚寒者，效果

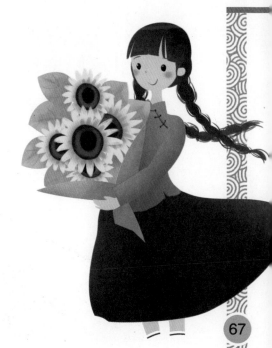

尤其明显。

## 柚姜泻茶

【选自】《实用中医偏方汇编》。

【配方】老柚壳9克，细茶叶6克，生姜2小片。

【用法】先将前2味同研成细末；再把生姜煎汤，候温，送服前2味细末。不拘时饮服。

【功效】温中，理气，止泻。适用于腹中冷痛、腹泻如水样。

【宜忌】忌生冷食物、鱼类、猪油。

## 藿米药茶

【选自】民间验方。

【配方】藿香15克，糊米30克。

【用法】取以上2味，水煎澄清。代茶频饮。

【功效】健脾，清暑化湿。适用于夏季暑湿泄泻。

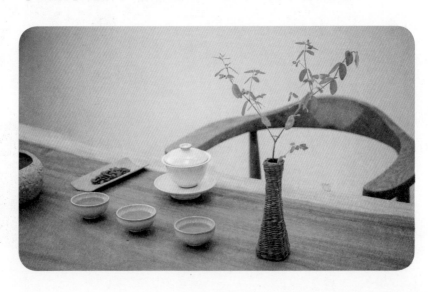

# 治疗痢疾的药茶

痢疾，是以痢下齿白脓血，腹痛，里急后重为临床特征。多因外受湿热疫毒之气，内伤饮食生冷，积滞肠中，传导失常所致。包括西医学中之急、慢性细菌性痢疾，阿米巴痢疾等疾病，应重在预防，控制传染。

## 马齿苋茶

【选自】民间验方。

【配方】马齿苋 50 克，白糖 30

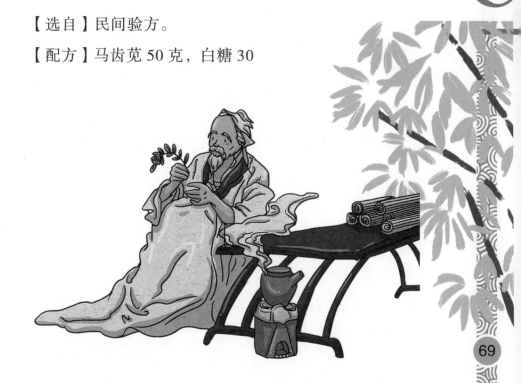

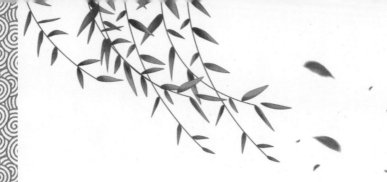

克，茶叶 10 克。

【用法】将马齿苋、白糖、茶叶，同放入砂锅中，加水适量，煎煮片刻，取汁，代茶饮服。连服 3 ~ 5 天。

【功效】清热，解毒，利尿，止痢。适用于细菌性痢疾。

## 龙芽药茶

【选自】《本草纲目》。

【配方】龙芽草（即仙鹤草）、陈茶叶各等份（可各 10 克）。

【用法】将以上 2 味略洗，加水同煎，取汁即成。每天 1 剂，不拘时温服。

【功效】清热利湿，止痢止血。适用于赤、白痢等症。

## 治痢速茶

【选自】《家用良方》。

【配方】细茶、槟榔各 9 克，食盐适量。

【用法】细茶与食盐同炒，少时。将茶叶与槟榔加水，共煎汤即成。每天 1 ~ 2 剂，温服。

【功效】除湿热，去壅滞，止痢疾。适用于痢疾诸症。

## 杀菌止痢茶

【选自】《河北省中医药展览集锦》。

【配方】绿茶2克。

【用法】绿茶加水100毫升，煎煮成40～50毫升。每天4次，每次顿服。

【功效】消炎杀菌，止痢。适用于细菌性痢疾、肠炎。

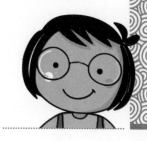

## 山楂痢茶

【选自】《河北省中医药展览集锦》。

【配方】山楂60克（半生半熟），茶叶15克，生姜6克，红糖、白糖各15克。

【用法】将山楂、茶叶、生姜3味中药，加水煎沸10～15分钟，去渣，取汁，冲红、白糖即可。每天2剂，不拘时饮服。

【功效】清热消滞，化湿消炎，止痢。适用于湿热痢疾及菌痢、肠炎。

【宜忌】忌瓜果、鱼腥、油腻、黏硬之物。

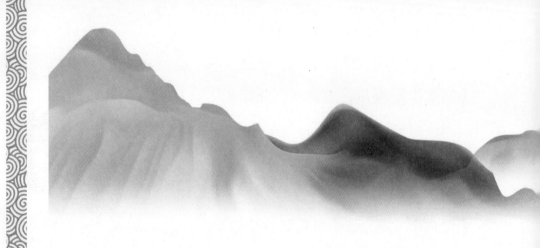

# 二陈痢茶

【选自】《河南省秘验单方集锦》。

【配方】陈茶叶、陈皮各 10 克，生姜 7 克。

【用法】取以上 3 味中药加水煎沸 5 ~ 10 分钟，取汁即可。每天 2 剂，不拘时温服。

【功效】清热利湿，和中理气，止痢。适用于热痢、里急后重、下痢脓血。据报道，本茶对下痢的里急后重、兼有脓血者效果良好，治疗多例，皆有疗效。

# 三汁药茶

【选自】《中医交流验方汇编》。

【配方】生姜汁半酒杯，蜂蜜 1 小酒杯，白萝卜汁 2 酒杯，湖茶叶 15 克。

【用法】先将茶叶水煎煮，再加入以上各汁，调匀即可。每天 1 剂，温服。10 岁以下儿童用量减半。

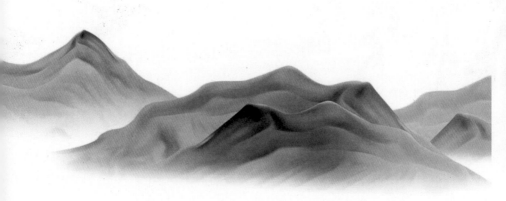

【功效】清热化湿，止痢。适用于红白痢疾。

## 乌梅痢茶

【选自】《家用良方》。

【配方】乌梅 1 个（去核），茶叶适量。

【用法】将乌梅烧过或炙过研为末，备用。每天 2～3 次，每次取乌梅末 6 克，用茶叶煎汤调服。

【功效】敛涩止痢，止血。适用于下痢脓血等症。

## 姜梅药茶

【选自】《世医得效方》。

【配方】生姜 10 克，乌梅肉 30 克，绿茶 6 克，红糖适量。

【用法】将生姜、乌梅肉切条，同绿茶共放保温杯中，以沸水冲泡，盖严温浸半小时，再加入红糖即可。

每天 3 次，温饮。

【功效】清热生律，止痢消食，温中。适用于细菌性痢疾和阿米巴痢疾等症。

## 枣蜜药茶

【选自】《新家庭报》。

【配方】红枣 10 枚，绿茶 10 克，蜂蜜 50 克。

【用法】先将红枣煮沸 15 分钟，再放入绿茶，稍煮片刻，取汁冲蜂蜜即可。每天 2 次，分上、下午饮服。

【功效】清热利湿，抗菌消炎，收敛止痢。适用于慢性菌痢。

## 连梅痢茶

【选自】《普济方》。

【配方】胡黄连、乌梅肉、灶下土各等份，腊茶适量。

【用法】将胡黄连、乌梅肉、灶下土，研为末，备用。每天 2 次，每次取上药末 3～5 克，以腊茶 5 克煎汤，待温饮用。

【功效】清热利湿，敛涩止痢，止血。适用于血痢不止，或久痢不止等症。

# 山木香茶

【选自】民间验方。

【配方】红茶 15 克，炒山楂 25 克，木香 6 克，食糖 20 克（红痢用白糖，白痢用红糖，红白痢疾用红白糖各半）。

【用法】将以上 4 味煎汤约 500 毫升。早、晚各 1 剂，顿服。

【功效】消食止痢，理气中和。适用于细菌性痢疾。

# 粳米粥茶

【选自】《保生集要》。

【配方】茶叶 10 克，粳米 50 克，白糖适量。

【用法】先取茶叶，加水煎浓汁约 1000 毫升，去渣，取汁，放入粳米、白糖，再加水 400 毫升左右，同煮为稀稠粥。每天 2 次，温饮温服。

【功效】健脾利湿，益气提神，止痢。适用于急、慢性痢疾，肠炎等症。

# 治疗习惯性便秘的药茶

习惯性便秘是指长期的、慢性功能性便秘。临床表现为：大便干燥坚硬，排出困难，或排便次数少，通常有2～3天或以上不大便者。中医认为，其病有正虚邪实之不同。气虚阳弱，推动无力，或阴虚血少，肠燥所致便秘，可称为阴结；实热痰湿壅结，或气滞不行而成便秘，可称为阳结。药物治疗只是临时之举，长期依赖泻药只会逐渐加重便秘程度，生活调摄才是根本治疗。治疗可选择相应药茶方剂。

## 香油蜜茶

【选自】《食物疗法》。

【配方】蜂蜜65克，香油35毫升。

【用法】将香油兑入蜂蜜中，加沸水冲调即可。每天早、晚各服1剂。

【功效】润肠通便。适用于习惯性便秘。

## 黄豆皮茶

【选自】《常见病验方研究参考资料》。

【配方】黄豆皮120克。

【用法】将黄豆碾碎取皮，煎水，取汁。代茶频饮。

【功效】润燥通便，健脾宽中。适用于大便秘结或习惯性便秘。

## 生军药茶

【选自】《黑龙江中医杂志》。

【配方】生大黄4克，白糖适量。

【用法】以沸水冲泡生大黄5分钟，加白糖，代茶饮用。每天1～2剂，不拘时频频饮服。

【功效】清热通腑，泻下通便。适用于肠胃燥热导致的便秘。

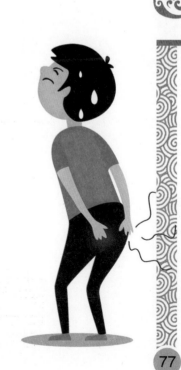

# 润肠药茶

【选自】《河南省秘验单方案锦》。

【配方】草决明 30 克。

【用法】将草决明炒至适度，碾碎，用沸水冲泡 5 ~ 10 分钟。代茶饮用，每天 1 剂。

【功效】降脂明目，润肠通便。适用于各种便秘及高血脂、高血压等症。

# 番泻叶茶

【选自】《百病饮食自疗》。

【配方】番泻叶 3 ~ 10 克

【用法】取以上药放入杯中，开水冲泡，代茶饮用。

【功效】泻热导滞。适用于大便干结、口干口臭、面赤身热、小便短赤、心烦、腹部胀满或疼痛等症。

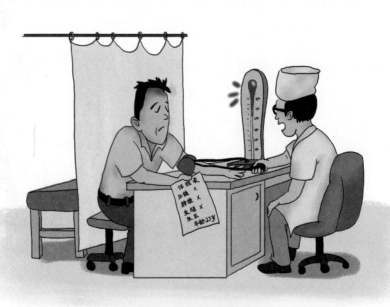

## 青菜药茶

【选自】民间验方。

【配方】青菜汁半小碗。

【用法】将青菜汁煎煮。代茶饮用。

【功效】通泻肠胃。适用于便秘。凡大便干燥坚硬、排出困难，或小便次数少而黄者，均可饮用本茶。

## 四仁通便茶

【选自】《滋补保健药膳食谱》。

【配方】杏仁（炒）、松子仁、大麻籽仁、柏子仁各9克。

【用法】取以上4味中药共捣烂，放入杯内，用开水冲泡，加盖，片刻即可。代茶频饮。

【功效】滋阴润燥，通便。适用于阴虚、老年津枯液少的便秘者。

## 柏仁蜜茶

【选自】民间验方。

【配方】柏子仁 15 克，蜂蜜适量。

【用法】将柏子仁打碎，煎煮取汁，调入蜂蜜。每天 1 剂，代茶饮用。

【功效】润肠通便，宁心益智。适用于老年习惯性便秘，或伴有心悸失眠者。

## 决明蓉茶

【选自】民间验方。

【配方】决明子（炒熟研细）、肉苁蓉各 10 克，蜂蜜适量。

【用法】取前 2 味中药用沸水冲泡，滤液，加蜂蜜适量，代茶饮用。

【功效】润肠通便。适用于习惯性便秘和老年性便秘。

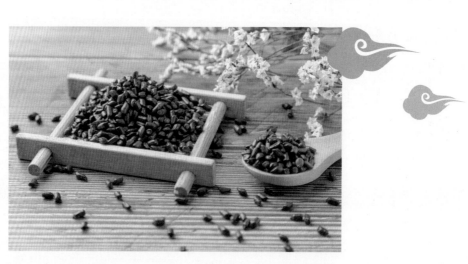

# 治疗胁痛的药茶

胁痛为中医病名。是指以一侧或两侧胁肋疼痛为主要的表现病证，也是临床上常见的一种自觉症状。凡生气、外伤、精血亏损等原因，使肝气郁结、瘀血内阻、肝阴不足或肝胆湿热，均可导致本病发生。西医学中的肝、胆病，肋间神经痛，胸膜炎等疾病，多有胁痛症状表现。下列药茶方剂可供选用治疗。

## 麦芽药茶

【选自】民间验方。

【配方】麦芽（大小麦芽均可）10克，绿茶1克。

【用法】将麦芽用冷水冲洗干净，倒入锅中。加水半碗，用中火烧沸后，立即冲入预先放好茶叶的杯中，加盖，5分钟后即可。以后均用沸水冲服，随冲随饮，直至药茶味淡为止。

【功效】疏肝理气，回乳消胀，开胃消食。适用于肝郁气滞、两胁胀痛、食欲不振者，对身体肥胖的患者尤为相宜。

【宜忌】患者体质虚弱慎用，或将用量减半饭服。孕妇及哺乳期妇女忌用。

## 桂枝药茶

【选自】民间验方。

【配方】桂枝、枳壳各30克，生姜2片。

【用法】将以上3味中药加水同煎，代茶饮用。

【功效】散寒温经，活血止痛。适用于两胁冷痛。多因损伤后寒邪入里，致两胁肋冷痛以及身冷畏寒明显者。

## 佛手姜茶

【选自】《食物与治病》。

【配方】佛手10克，生姜6克，白糖适量

【用法】将佛手、生姜同煮，去渣，取汁，加入白糖令其解溶。不拘时饮服。

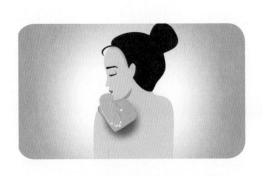
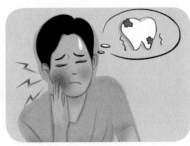

【功效】疏肝和胃。适用于肝胃不和而引起的胸脘堵闷、呕恶时作、疼痛胁胀、善长叹息、纳食不香等症。

## 绿梅药茶

【选自】《常见病验方研究参考资料》。

【配方】绿茶、绿萼梅各6克。

【用法】取以上2味共同用沸水冲泡。代茶频饮，不拘时饮服。

【功效】疏肝散部，开胃。适用于肝胃气痛、两胁胀满、郁闷不舒、食纳减少等症。

## 枣根药茶

【选自】民间验方。

【配方】酸枣根20克。

【用法】将酸枣根用水煎煮，代茶饮用。

【功效】散寒行瘀。适用于胸痛，因内伤瘀血或寒痰壅塞、水饮留积、胸胁致胸部隐痛、咳嗽急剧、心烦、气急等症。

# 苏木药茶

【选自】民间验方。

【配方】苏木 12 克。

【用法】将苏木用水煎煮，代茶饮用。

【功效】祛瘀通络，活血止痛。适用于胁痛。因跌倒瘀血停滞，致胁肋疼痛如刺，按之剧痛，痛处固定不移动。

# 麦芽青皮茶

【选自】民间验方。

【配方】生麦芽 30 克，青皮 10 克。

【用法】将以上中药共同煎制，去渣，取汁。代茶饮用，不拘时温服。

【功效】疏肝理气，和胃。适用于肝郁气滞、横逆犯胃的两胁胀满、饮食无味等症。

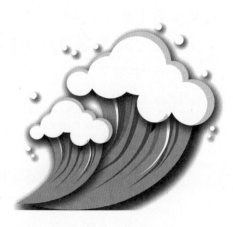

# 玫瑰花茶

【选自】《纲目拾遗》。

【配方】干玫瑰花 6 ~ 10 克。

【用法】将干玫瑰花瓣放入茶盅内，冲入沸水，加盖焖片刻。代茶饮用，不拘时温服。

【功效】行气和血，疏肝解郁。适用于肝胃气痛、胸胁胀满作痛、嗳气则舒、胃脘疼痛、纳呆不思食等症。

# 平胃药茶

【选自】《光绪皇帝代茶饮方》。

【配方】竹茹、香附、建曲各 10 克，化橘红、半夏各 6 克。

【用法】取以上 5 味中药共同水煎，去渣，取汁，代茶饮。每天 1 剂。

【功效】化痰燥湿，理气和胃。适用于痰湿和滞，阻于中焦，两胁胀痛、食欲不振等症。

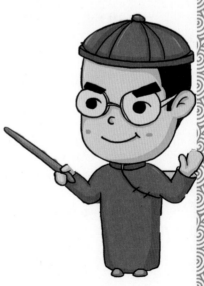

# 治疗腹胀的药茶

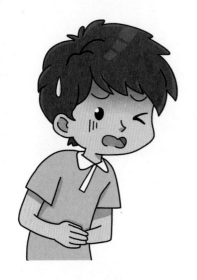

腹胀是一种常见的消化系统症状，而非一种疾病。以腹大如鼓、皮色苍黄，甚则腹部青筋暴露为特征的疾病。主要由于情志所伤，酒食不节，血吸虫感染及其他疾病转变等引起。西医学中的肝硬变腹水及其他疾病引起的腹水等症，均属本病范畴。由于本病多发生于各类病型后期，病情重度，症情复杂，治疗颇为棘手。下列药茶作辅助治疗，可酌情参考选用。

## 松萝鱼茶

【选自】民间验方。

【配方】松萝茶9克，好黑矾1.5克，活黑（乌）鱼1尾（约350克），蒜瓣适量。

【用法】将黑鱼去鳞，破肚去肠，加入黑矾、茶。男用蒜 8 瓣，女用蒜 7 瓣，共入鱼腹内，放入锅中蒸熟。让病人吃鱼，如能连同茶、蒜一起吃则效果更佳。

【功效】益气健脾、利尿消胀。适用于气臌、水臌症。

## 白术枳茶

【选自】《中医交流验方汇编》。

【配方】白术 15 克，枳实 15 克。

【用法】取以上 2 味加水煎汤。代茶饮用。每天 1 剂，不拘时饮服。

【功效】行气消肿。适用于气臌水肿。本药茶对肝硬变腹水，晚期血吸虫病臌胀等症，效果较为显著。

## 枫杨药茶

【选自】《中草药单验方汇编》。

【配方】枫杨树叶不拘量，可加绿茶适量。

【用法】将鲜枫杨树叶洗净后，放入烫手的热水中，捞几分钟，取出晒干，备用。每天取枫杨树叶一把（约 30 ~ 60 克），沸水冲泡 15 分钟，不拘时，代茶饮用。另法：取鲜枫杨树叶 500 克，加水 750 毫升，煎沸 10 ~ 15 分钟，加入绿茶 6 克，再沸 1 分钟，即止。去渣，取汁。每天 3 次，每次取 100 毫升，20 ~ 30 天为 1 个疗程。

【功效】利湿消肿，杀虫解毒。适用于血吸虫病、肝脾肿大、腹水等症。

# 白矾蛊茶

【选自】《济生方》。

【配方】白矾、建茶各 30 克。

【用法】取以上 2 味碾为细末，备用。每天 1 ~ 2 次，每次取上药末 6 克，用净水调下，或顿服之。药茶入口，其味甘甜，并不觉苦味者，此对症也。

【功效】消痰，燥湿，解毒杀虫。适用于血吸虫病之肝脾肿大、腹水及黄疸、肝硬变等症。

【宜忌】用该茶须中病即止，即症状消失后，应停止服用。

# 李子药茶

【选自】《饮茶的科学》。

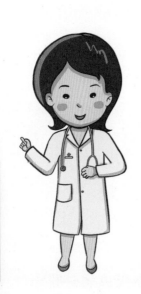

【配方】鲜李子 100 ~ 150 克，绿茶 2 克，蜂蜜 25 克。

【用法】将鲜李子剖开，置于锅内，加水 320 毫升，煮沸 3 分钟，再加茶叶与蜂蜜，煮沸后起锅，取汁即可。每天 1 剂，分早、中、晚 3 次服用。

【功效】柔肝散结，清热利湿。适用于肝硬变腹水等症。

中医药科普读本 第一辑

药茶百味

# 治疗眩晕的药茶

　　眩晕可分为真性眩晕和假性眩晕。真性眩晕是由眼、本体觉或前庭系统疾病引起的，有明显的外物或自身旋转感。临床可分为阳虚内寒、阳虚水逆、肝阳上亢、肝风内动、热疾上扰，气血两虚等证。现代医学的美尼尔氏综合症、部分高血压病、前庭神经炎、小脑病变致平衡失调等，多属于本病范畴。

## 防眩晕茶

【选自】验方。

【配方】绿豆皮、扁豆皮各 10 克，茶叶 5 克。

【用法】将绿豆皮、扁豆皮上火炒黄，与茶叶放一起，开水冲沏即可。

【功效】清热化湿。适用于头晕、目眩等症。

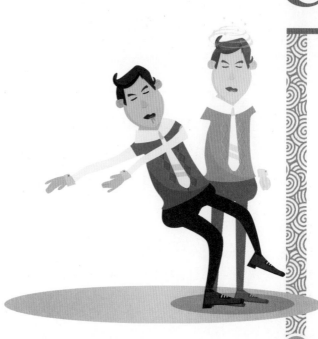

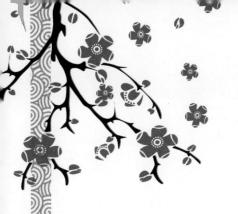

## 清热化湿茶

【选自】《慈禧光绪医方选议》。

【配方】鲜芦根 90 克，竹茹 4.5 克，焦山楂、炒谷芽各 9 克，橘红 2.4 克，霜桑叶 6 克。

【用法】将鲜芦根切碎，同其余中药共碾为粗末，水煎。代茶饮用，每天 1 剂。

【功效】清利头目，调和脾胃。适用于头晕目眩、食欲不振等症。

## 天麻药茶

【选自】民间验方。

【配方】天麻 3 ~ 5 克，绿茶 1 克。

【用法】将天麻切成薄片，与茶叶同放杯中，用沸水冲泡，温浸 5 分钟后饮服。

【功效】潜阳定惊，平肝息风。适用于头昏目眩、耳鸣口苦、惊恐、四肢麻木、手足不遂、肢搐等重症。长期饮用，有较好的预防作用。

中医药科普读本 第一辑

药茶百味

# 桑叶药茶

【选自】《山东中草药手册》。

【配方】桑叶、菊花、枸杞子各10克，决明子6克。

【用法】取以上4味中药水煎，去渣，取汁。代茶频饮。

【功效】清热散风，平肝定眩。适用于头目眩晕等症。

# 清热养阴茶

【选自】《慈禧光绪医方选议》。

【配方】带心麦冬、甘菊、霜桑叶各9克，羚羊角1.5克，茯苓12克，广皮、炒枳壳各4.5克，鲜芦根2根。

【用法】将芦根切碎，同以上其余中药共碾为粗末，水煎，去渣，取汁。代茶饮。每天服1剂，每天1次。

【功效】清肝和胃。适用于肝旺胃弱、头晕目眩、口苦咽干、目赤红肿、嗳气吞酸、迎风流泪、干呕恶心等症。

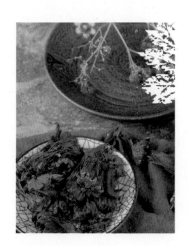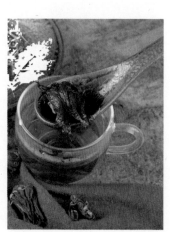

# 治疗头痛的药茶

头痛是临床常见的一种症状，通常局限于头颅上半部，可由多种原因引起。中医常将本病分为外感与内伤两类。外感风寒头痛，症见头痛恶寒，鼻塞流涕。风热头痛，症见头痛恶风，口渴咽痛。风湿头痛，症见头痛而重，恶风，胸闷困倦。内伤肾虚头痛，症见头痛且晕，两膝无力，或有遗精。肝旺头痛，则每遇思虑劳累或暴怒之后，即易发作，有肝火、肝阳、肝风之不同。痰厥头痛，则见头痛眩晕，胸膈支满，呕吐痰涎。气血不足者，症见头痛目眩，面色及唇甲无华，饮食无味等。以下药茶可辨证选用治疗。

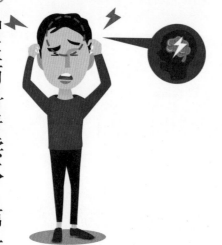

## 香附川芎茶

【选自】《澹寮方》。

【配方】香附子120克，川芎60克，腊茶适量。

【用法】将前2味焙干，研细末，拌匀备用。每天2次，每次取以上细末3克，用3克腊茶水煎，或用沸水冲泡，候温送服。

【功效】活血止痛，祛风理气。适用于偏正头痛连及眼睛痛、或高血压头痛等症。

## 决明子茶

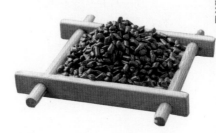

【选自】民间验方。

【配方】决明子100克。

【用法】将决明子炒后研为末，以茶水调敷于太阳穴，药干后换新，反复多次。

【功效】平肝潜阳。适用于肝阳头痛。症见头顶掣痛、眩晕烦躁、易怒、睡眠不安。

## 将军药茶

【选自】《本草纲目》。

【配方】大黄、茶叶、黄酒各适量。

【用法】将大黄用黄酒炒3次，研为细末，瓷罐封贮备用。每天1～2次，每次取大黄末3～5克，用茶叶3克，以沸水冲泡，候温送服。

【功效】清热平厥，泻火止痛。适用于热厥头痛。

【宜忌】饮用此茶，宜饮用到病除即止，以防久服伤正。

# 风热头痛川芎茶

【选自】《简便方》。

【配方】川芎 3 克，茶叶 6 克。

【用法】取以上 2 味加水 1 小碗，煎汤。每天 2 剂，应饭前热服。

【功效】理气止痛，祛风散热。适用于风热头痛。

# 僵蚕葱白茶

【选自】《太平圣惠方》。

【配方】白僵蚕不拘量，葱白 6 克，茶叶（川绿茶为佳）3 克。

【用法】将白僵蚕焙干后研成细末，备用。每天 1～2 次，

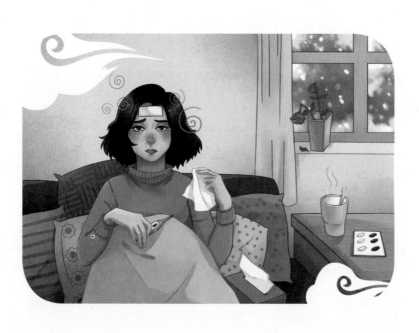

每次取以上细末 3 克，用葱白、茶叶煎汤调服阵阵。

【功效】祛风止痛。适用于偏正头痛。凡头痛，年久未愈者，不妨用饮用此茶，或许正中病处，此乃年久之疾愈于僵蚕葱白茶也。

## 升麻三黄茶

【选自】民间验方。

【配方】升麻 18 克，生地 15 克，雨前茶 12 克黄芩、黄连各 3 克，柴胡 8 克，白芷 6 克。

【用法】将以上药水煎，取汁顿服。每天 1 剂。

【功效】滋阴、清热、泻火。适用于偏头痛。

## 夏枯草荷叶茶

【选自】《百病饮食自疗》。

【配方】夏枯草 10 克，荷叶 12 克（或鲜荷叶半张）。

【用法】取以上 2 味中药共同煎汤，去渣，取汁。代茶饮用。

【功效】滋肾平肝。适用于肝肾阴虚风火上亢。经常头痛目眩，或头晕耳鸣，突然发生口眼歪斜、舌强言塞、半身不遂、手足重滞、舌质红、苔黄、脉弦滑等症宜饮用此药茶。

# 治疗冠心病的药茶

冠状动脉粥样硬化性心脏病是冠状动脉血管发生动脉粥样硬化病变而引起血管腔狭窄或阻塞，造成心肌缺血、缺氧或坏死而导致的心脏病，常常被称为"冠心病"。主要症状为心前区往往突然发生疼痛或压迫感，疼痛时间一般为3～5分钟，常伴有面色苍白、神情恐惧，胸闷憋气，呼吸困难，出冷汗等症状。本病属中医学"胸痹""心痛"的范畴。在治疗方面应根据"急则治其标，缓则治其本"的原则，疼痛期以通为主，活血化瘀，理气通阳；疼痛缓解后，以调整脏腑气血，培补正气为主。

## 银杏叶茶

【选自】《健康与食物》。

【配方】银杏叶5克。

【用法】将银杏叶揉碎，放入保温杯内，用沸水冲泡，盖闷半小时。代茶饮用。

【功效】化湿止泻，益心敛肺。适用于冠状动脉粥样硬化性心脏病、心绞痛、血清胆固醇增高症、痢疾、肠炎等。

# 乳香止痛茶

【选自】《瑞竹堂经验方》。

【配方】乳香、茶叶各等分，鹿血适量。

【用法】将乳香、茶叶共研细末，过筛，加鹿血和为丸，如梧桐籽那么大即可。另法：可将以上 2 味药末，每取 3 克，以沸水冲泡，加入鹿血饮服。每天 2 次，每次 3 克，开水送服，或冲泡饮服。

【功效】理气止痛，温经祛寒。适用于心腹冷痛者（包括冠心病）。

# 高心药茶

【选自】民间验方。

【配方】老茶根（10 年以上者）30 ~ 60 克，锦鸡儿（土黄芪）30 克，糯米酒少许。

【用法】将前 3 味加水适量，掺入米酒，煎沸 30 分钟，去渣，取汁。每天 1 剂，每晚睡前饮服。

【功效】降压，强心，活血。适用于高血压性心脏病、冠心病并发高血压、心悸气短、水肿、失眠等症。

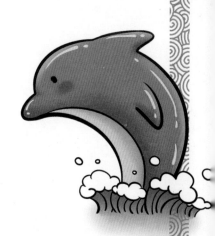

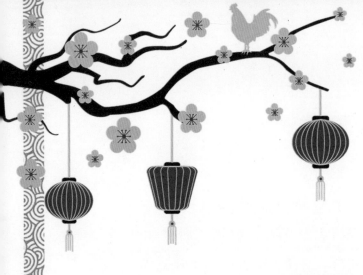

## 山楂益母茶

【选自】民间验方。

【配方】山楂 30 克，益母草 10 克，茶叶 5 克。

【用法】将以上 3 味放入杯中，用沸水冲沏，代茶饮用。

【功效】清热化痰，活血降脂，通脉。适用于冠心病、高脂血症患者。

## 三根药茶

【选自】《食物疗法精萃》。

【配方】老茶树根、余甘根（大戟科植物油柑的根皮）各 30 克，茜草根 15 克。

【用法】上 3 味加水适量，煎沸 15 ~ 25 分钟即可。每天 1 剂，不拘时饮服，每周服 6 天，连服 4 周为 1 个疗程。

【功效】化痰利湿，活血去瘀，行气止痛。适用于冠心病、心绞痛、冠心病合并高血压等症。

# 柿叶山楂茶

【选自】《食疗本草学》。

【配方】柿叶 10 克，山楂 12 克，茶叶 3 克。

【用法】取以上 3 味用沸水冲泡 15 分钟即可。
每天 1 剂，代茶频饮。

【功效】活血化瘀，降压降脂。适用于冠心病、
高脂血症和高血压等症。常服有预防和治疗的功效。

# 丹参药茶

【选自】民间验方。

【配方】丹参 9 克，绿茶 3 克。

【用法】将丹参制成粗末，与茶叶用沸水冲泡
10 分钟即可。每天 1 剂，不拘时饮用。

【功效】活血化瘀，止痛除烦。适用于冠心病、
心绞痛等的治疗与预防。本药茶是一种防治冠心病、
高脂血症较为理想的方剂。

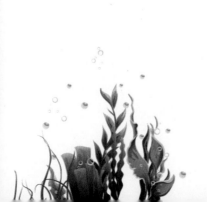
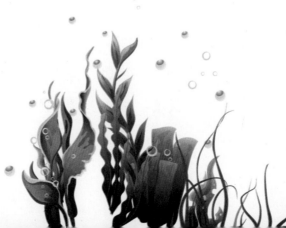

# 治疗风湿性心脏病的药茶

风湿性心脏病简称风心病，是指由于风湿热活动，累及心脏瓣膜而造成的心脏瓣膜病变。表现为二尖瓣、三尖瓣、主动脉瓣中有一个或几个瓣膜狭窄和（或）关闭不全。

本病多发生于 20～40 岁，是青壮年常见的心脏疾患，女性较多，约半数病人无明显风湿病病史。本病主要以心虚、心慌、气喘、浮肿为主证，属于中医学"怔忡""水肿"等范畴。其治疗主要以益气养心、温阳利水、活血化瘀为基本方法。

## 风心药茶

【选自】民间验方。

【配方】老茶树根（10 年以上者）30～60 克，枫荷梨 30 克，万年青 6 克，糯米酒少许。

【用法】将以上 4 味加水适量，煮沸 30 分钟，去渣，取汁。每天 1 剂，不拘时饮服。

【功效】祛风，强心，利湿。适用于风湿性心脏病，心悸、气短、胸闷、浮肿等症。

# 强心药茶

【选自】《中草药单验方选编》。

【配方】老茶树根 30 ～ 60 克，糯米酒适量。

【用法】将老茶树根（愈老愈佳）洗干净，切成薄片，加适量的水和米酒，放入到沙锅或瓦罐内，文火煎熬，去渣，取汁即得。每天 1 剂，晚睡前 1 次顿服。

【功效】祛风胜湿，宁心安神，利尿消肿。适用于风湿性心脏病、心悸、气短、尿少、浮肿、寐差等症。

# 葵盘药茶

【选自】《中草药单验方选编》。

【配方】向日葵花盘 1 个。

【用法】将向日葵花盘剪为 4 份，任取 1 块，加水适量，煎汤，代茶饮服。每天 2 次，每次 1 块煎汁，不拘时温服。

【功效】祛风湿，宁心神。适用于风湿性二尖瓣狭窄，胸闷、心悸、心律不齐等症。

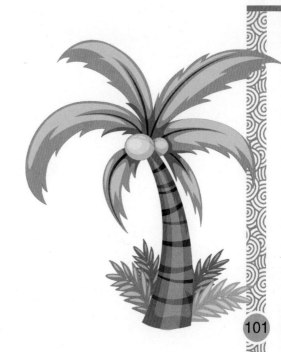

# 治疗心悸、怔忡的药茶

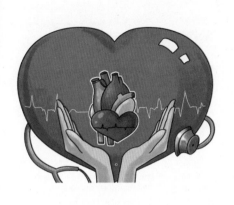

心悸包括惊悸和怔忡，均为中医病名。心悸是指气血阴阳亏虚，或痰饮瘀血阻滞，心失所养，心脉不畅，引起心中急剧跳动，惊惶不安，不能自主为主要表现的一种病证。常与失眠、健忘、眩晕、耳鸣等症同时并见，每因情志波动或劳累过度而发作。现代医学中的神经官能症、各种心脏病所引起的心律失常等症，均属此范畴。

## 安神药茶

【选自】《慈禧光绪医方选议》。

【配方】龙齿 10 克，石菖蒲 3 克。

【用法】先将龙齿加水煎沸 10 分钟，再加入石菖蒲，煎沸 10 ~ 15 分钟即可。每天 1 ~ 2 剂，不拘时饮服。

【功效】宁心安神。适用于心神不定、心悸胆怯、寐差等症。

# 柏子仁茶

【选自】《气功药饵疗法与救治偏差手术》。

【配方】炒柏子仁 15 克。

【用法】先将柏子仁除去残留的外壳和种皮，轻轻捣碎。每次用 10～15 克，放入茶杯中，沸水冲泡，代茶饮。

【功效】润肠通便，养心安神。适用于血虚不能养心所致的失眠多梦、心悸，以及老年、妇女产后血虚、肠燥、便秘等症。

# 枣芡实茶

【选自】民间验方。

【配方】芡实 12 克，龙眼肉、炒酸枣仁各 10 克。

【用法】将龙眼肉、炒酸枣仁、芡实共同放入砂锅中，加水适量，用文火煎煮，去渣，取汁。每天 1 剂，代茶饮用，连服 15 天为 1 个疗程。

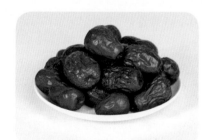

【功效】益肾固精，养心安神。适用于心悸、怔忡、失眠、神疲乏力等症。此茶饮为固本节流、补虚扶正之剂。

【宜忌】感冒者不宜用。

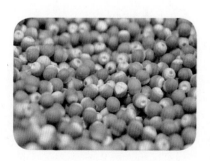

# 治疗失眠的药茶

　　失眠是指无法入睡或无法保持睡眠状态，导致睡眠不足。又称入睡和维持睡眠障碍，为各种原因引起入睡困难、睡眠深度或频度过短、早醒及睡眠时间不足或质量差等，是一种常见病。本症常兼见头晕、头痛、心悸、健忘等症。

　　不寐的原因很多，如气郁化火，扰动心神；胃中不和，痰热内扰；思虑劳倦，内伤心脾；阴虚火旺，心肾不交；心胆气虚，神摇善悸等，均可影响心神而致不寐。临床治疗上多以虚实分证，虚证以滋阴、养心、健脾、安神为主，实证以疏肝、泻热、化痰为主。

## 豆麦枣茶

　　【选自】验方。

　　【配方】黑豆、浮小麦各30克，莲子、黑枣各7个，冰糖少许。

　　【用法】将以上4味共同煎煮，滤渣，放入冰糖少许，令溶即可。代茶饮用。

　　【功效】交通心肾。适用于心肾不交引起的虚烦不眠、夜寐盗汗、神疲乏力、记忆力减退、健忘等症。

# 桑椹药茶

【选自】民间验方。

【配方】桑椹 15 克。

【用法】以桑椹煮水。每天 1 剂，代茶饮用。

【功效】滋补肾阴、清心降火。适用于病后体虚、心肾不交所致失眠、梦遗精滑、心悸健忘等症。

# 脑清药茶

【选自】《山东中医杂志》。

【配方】炒决明子 250 克，甘菊、夏枯草、橘饼、首乌、五味子各 30 克，麦冬、枸杞子、桂圆肉各 60 克，桑椹（黑者）120 克。

【用法】上药研为粗末，开水冲泡。代茶饮用，每次 15 克，每天 2 次。

【功效】平肝益肾，养血安神。适用于神经衰弱症及高血压、动脉硬化以及冠心病的辅助治疗药茶。

# 安睡药茶

【选自】《集简方》。

【配方】灯心草 10 ~ 20 克。

【用法】上药加水适量，煎汤代茶。每天 1 剂，不拘时温服

【功效】宁心安神，清心除烦。适用于失眠、心烦或

夜不合眼者，小儿心烦夜啼等症。服用本药茶具有一定安眠作用。

## 灯心竹叶茶

【选自】民间验方。

【配方】灯心草、鲜竹叶各60克。

【用法】将上2味同用水煎煮，代茶饮用。每天1剂，不拘时温服。

【功效】安神定志，镇惊清心。适用于失眠、易惊、易怒、心悸、健忘等症。

## 酸枣仁茶

【选自】民间验方。

【配方】酸枣仁9克，白砂糖适量。

【用法】将酸枣仁研碎，开水冲沏，加糖调味。代茶饮用。

【功效】养心安神。适用于虚烦失眠、心悸怔忡等症。

## 合欢花茶

【选自】民间验方。

【配方】合欢花6克，白糖适量。

【用法】将合欢花洗净，放入茶杯，用沸水冲泡，加入白糖即可饮用。

【功效】养心健脾，解郁理气。适用于神经衰弱、胸闷不舒、眼疾等症。常饮本茶可使身心愉快，头脑清晰。

中医药科普读本 第一辑

药茶百味

# 治疗自汗的药茶

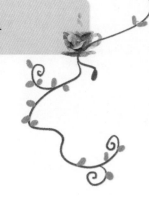

自汗是指不用发汗药物和其他刺激因素而自然出汗，如"伤风""风湿"证，均有自汗症状。但一般所说的自汗，是指由于阴阳失调，腠理不固，而致汗液外泄失常的病症。

## 小麦稻茶

【选自】《食物与治病》。

【配方】浮小麦、糯稻米根各30克，大枣10枚。

【用法】取以上3味水煎数沸，去渣，取汁。不拘时，代茶频饮。

【功效】补气固表。适用于气虚不固所致的自汗及形寒肢冷等症。

## 固表药茶

【选自】民间验方。

【配方】黄芪12克，防风8克，白术

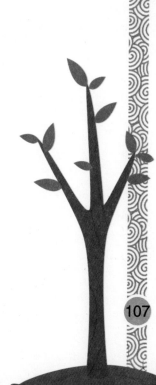

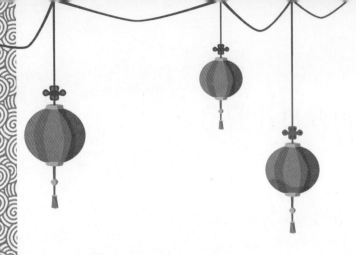

6 克，乌梅 5 克。

【用法】将上述 4 味中药同放入保温杯中，用沸水焖泡 15 分钟即可；或将药放入砂锅中，加水煎煮饮用。

【功效】益气固表，止汗，止渴。适用于表虚自汗、口渴等症。本茶对于体虚多汗、易感风邪、经常感冒而又口渴的人来说，是一种较好的保健饮料，可增强抗病能力，使身体日益强壮。

## 小麦山药茶

【选自】民间验方。

【配方】浮小麦 30 克，山药 32 克。

【用法】浮小麦用布包，和山药共煎成汤，去渣，取汁，代茶饮用。

【功效】补虚敛汗。适用于自汗、盗汗、体瘦乏力，动则心慌、气短，夜寐不实，多梦者。

# 治疗盗汗的药茶

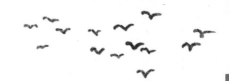

盗汗，亦称"寝汗"。是指入睡后汗出异常，醒后汗泄即止为特征的一种病症。多见于阴虚热扰，心液不能敛藏，即《内经》所谓"阳加于阴谓之汗"，故治疗本症，应以养阴清热为主。

## 浮麦麻茶

【选自】《常见病验方研究参考资料》。

【配方】浮小麦30克，麻黄根6克。

【用法】取以上2味中药共研为粗末，水煎，去渣，取汁，代茶饮用。

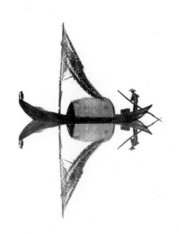

【功效】补虚养心，敛汗止汗。适用于盗汗症。

# 治疗肾炎的药茶

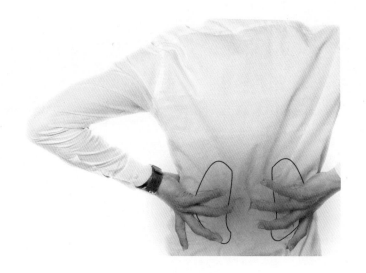

肾炎分急性、慢性两种。肾炎是由免疫介导的、炎症介质（如补体、细胞因子、活性氧等）参与的，最后导致肾固有组织发生炎性改变，引起不同程度肾功能减退的一组肾脏疾病，可由多种病因引起。肾炎属于中医学中"水肿"的范畴。

## 养肾药茶

【选自】民间验方。

【配方】黄芪 15 克，丹参、山楂各 10 克。

【用法】将上述 3 味中药共同放入茶壶中，用沸水

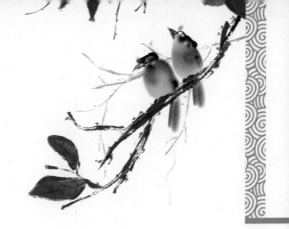

冲泡即可。每晚睡前1小时饮1杯。

【功效】活血化瘀。适用于慢性肾炎、肾功能轻度衰竭者。

## 荸荠梗茶

【选自】验方。

【配方】荸荠梗50克。

【用法】将荸荠梗洗净，放入砂锅中，水煎。代茶饮用。

【功效】清热利尿。适用于肾炎水肿等症。

## 豆壳瓜茶

【选自】民间验方。

【配方】蚕豆壳、红茶叶各20克，冬瓜皮50克。

【用法】将以上3味中药加水3碗，煎至1碗，去渣。代茶饮用。

【功效】健脾除湿，利尿消肿。适用于肾炎水肿及心脏性水肿。

# 车前草茶

【选自】民间验方。

【配方】车前草 20 克。

【用法】将以上中药研成粗末，煎水或冲泡。代茶饮用。

【功效】清湿热，利小便。适用于慢性肾炎水肿、慢性肾盂肾炎、膀胱炎、癃闭、高血压等症。

# 消肿药茶

【选自】民间验方。

【配方】玉米须、西瓜皮、赤小豆各 50 克。

【用法】将玉米须、西瓜皮、赤小豆分别洗净，共同放入砂锅中，加水适量，煎煮取汁。代茶饮用，每天 1 剂。

【功效】利尿，消肿。适用于肾炎水肿，对急性、慢性肾炎属湿热的患者有治疗作用。

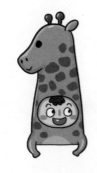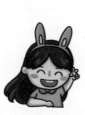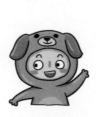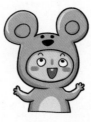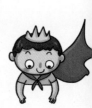

# 治疗淋症的药茶

西医学中的肾盂肾炎、膀胱炎、尿道炎、泌尿系统结石和肾结核等疾病均属淋症的范畴。淋症的症状是尿路刺激症状，是指小便频数多短而涩，滴沥刺痛，欲出不尽，小腹拘急，痛引于脐，尿道不利。本症应用药茶治疗较为适宜，并有良好的效果。

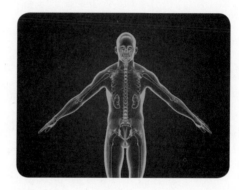

## 半边钱茶

【选自】《泉州本草》。

【配方】半边钱全草 60 克（小儿减半）。

【用法】将以上药制成粗末，加水煎汤，代茶饮用；或以沸水冲泡闷 20 分钟，代茶饮用。每天 1 剂，不拘时，频频饮服。

【功效】利尿通淋。适用于小便不通等淋症及急、慢性肾小球肾炎。

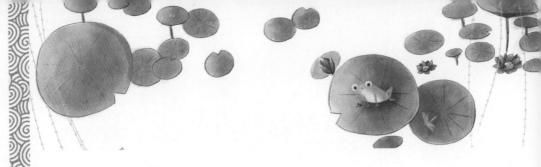

## 尿感药茶

【选自】民间验方。

【配方】海金沙、萹草各15克，风尾草30克，绿茶5克。

【用法】先将前3味中药加水1000毫升，或浸过药面，煎煮15～20分钟，加入绿茶，再烧沸2分钟即可；或将以上4味共同研制粗末，以沸水浸泡15～20分钟即可。每天1剂，不拘时，频频饮服。

【功效】清热利湿，消炎解毒。适用于尿路感染、肾炎水肿、尿路结石等症。

## 石苇药茶

【选自】《全国中草药汇编》。

【配方】石苇、车前草各60克，栀子30克，甘草15克。

【用法】将以上中药共同研成粗末，每天1剂，水煎，去渣，取汁。代茶频饮。

【功效】利尿排石。适用于肾盂肾炎、膀胱炎及泌尿道结石等症。

中医药科普读本 第一辑

药茶百味

# 尿利清茶

【选自】《江西中医药》。

【配方】五月艾（根、茎）45克，风尾草、白茅根各15克，蜂蜜10克。

【用法】将以上3味中药共同研制粗末，加水煎取药汁，加入蜂蜜即成。每天1剂，代茶于饭前分2次饮服。

【功效】清热利湿，利尿消肿，凉血解毒。适用于尿道感染、肾盂肾炎、膀胱炎等症。

# 旱莲草茶

【选自】民间验方。

【配方】旱莲草、车前草各20克，白糖适量。

【用法】将以上药共为粗末，煎水取汁，放入白糖，令溶。代茶饮用。

【功效】清尿利尿，凉血止血。适用于血尿患者。

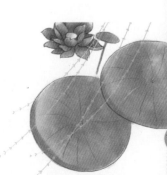

# 治疗中风的药茶

中风又名卒中。因本病起病急骤，证候变化多端，十分迅速，以卒然昏仆，不省人事，伴口眼歪斜，半身不遂，语言不利，或不经昏仆而仅以半身不遂为主症的一种疾病。有外风和内风之分，外风因感受外邪（风邪）所致，在《伤寒论》名曰中风（亦称桂枝汤证）；内风属内伤病证，又称脑卒中、卒中等。现代一般称中风，多指内伤病证的类中风，多因气血逆乱、脑脉痹阻或血溢于脑所致。

## 牛蒡根茶

【选自】民间验方。

【配方】牛蒡根 250 克。

中医药科普读本 第一辑

药茶百味

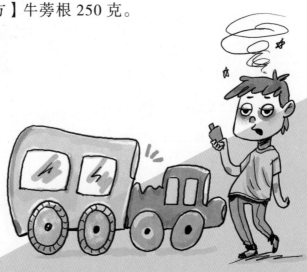

【用法】将以上中药绞汁服下。每天 1 剂。

【功效】祛风驱邪。适用于急中风、突然中邪风昏倒、面色大变等症。

## 地龙药茶

【选自】民间验方。

【配方】鲜蚯蚓（又名地龙）10 条，糖适量。

【用法】将蚯蚓捣汁，加糖调服。每天 1 剂。

【功效】清热降火，祛风安神。适用于中风、夏季高热、尿闭等症。

## 活血药茶

【选自】民间验方。

【配方】红花、檀香各 5 克，绿茶 1 克，赤砂糖 25 克。

【用法】将以上 4 味料煎汤代茶。每天 1 剂，不拘时温饮。

【功效】活血化瘀。适用于脑血栓形成、高血压、心血管病、血栓闭塞性脉管炎以及闭经、痛经等多种病症。

# 治疗痹证的药茶

"痹"有闭阻不通之义，因风、寒、湿、热等外邪侵袭人体，闭阻经络，气血不能畅行，引起肌肉、筋骨、关节等酸痛、麻木、重着、伸屈不利，甚或关节肿大灼热等为主要临床表现。临床根据病邪偏胜和症状特点，分为行痹、痛痹、着痹和热痹。西医学中之风湿及类风湿性关节炎、风湿热、痛风、坐骨神经痛等病，均属此范畴。下列药茶可辨证选用治疗。

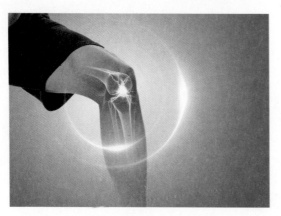

## 柳枝药茶

【选自】民间验方。

【配方】柳枝2克，茶叶适量。

【用法】将柳枝研成细末，加茶叶适量。泡汤代茶饮用。

【功效】除湿、扶风，逐寒。适用于湿痹。多因风寒湿邪浸袭关节、经络，使四肢沉重，肌肤顽麻，关节疼痛，痛无定处，遇阴雨天发作。

## 僵蚕良姜茶

【选自】《本草纲目》。

【配方】白僵蚕、高良姜各等份，绿茶适量。

【用法】将白僵蚕、高良姜共同研成细末，和匀，瓷罐密贮，备用。每天2次，每次取以上药末3克，以绿茶3～5克煎汤，或沸水冲泡茶，调服。

【功效】散寒祛风，止痛。适用于寒湿痹痛、头痛风等症。平时患有四肢关节冷痛，或每遇阴雨寒湿气候而作痹痛者，可以用本药茶治疗。

## 独活药茶

【选自】民间验方。

【配方】独活20克。

【用法】将上药以水煎煮。代茶饮用。

【功效】祛风散寒、利湿。适用于风痹。多因风邪寒湿浸袭关节、经络，致关节疼痛，痛无定处。

## 石楠药茶

【选自】民间验方。

【配方】石楠叶 6 克。

【用法】将石楠叶剪碎，以开水冲洗。代茶饮用。

【功效】祛风通络，益肾。适用于风痹。多因风邪浸袭关节、经络，致关节疼痛，痛无定处。

## 木瓜药茶

【选自】民间验方。

【配方】木瓜 15 ~ 20 克，南五加 12 克，炙甘草 6 克。

【用法】将以上中药加水 500 毫升，煎煮 15 分钟后便可饮服，药汁饮尽后，再以沸水冲泡。代茶饮用，每天 1 剂。

【功效】舒筋活络，和胃化湿。适用于因湿邪引起的骨节疼痛、四肢拘挛、脚气浮肿等症。

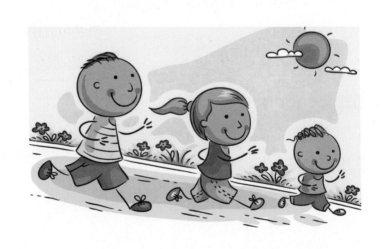

# 苦丁药茶

【选自】《农村中草药制剂技术》。

【配方】枸骨叶500克，茶叶500克。

【用法】将以上2味晒干，共同研成细末，和匀；加入适量面粉糊作粘合剂，用模具制压成方块状，每块重约4克，烘干即可。置瓷罐密贮，备用。又法：将枸骨叶与茶叶各等分，共同研成粗末，用滤泡纸袋分装，每袋1克。每天2次，每次1块或1袋，用沸水冲泡10分钟，温服。

【功效】祛风活血，舒筋止痛，生津止渴，养阴清热。适用于风湿痹痛、跌打损伤、肺虚咳嗽、咽干等症。

# 槐桃药茶

【选自】民间验方。

【配方】细茶叶、槐子、核桃肉、芝麻各15克。

【用法】将以上4味放入罐内，加水2碗，熬至1碗。每天1剂，热服。

【功效】补肾壮骨、祛风止痛。适用于风湿性关节炎等症。

# 治疗腰腿痛的药茶

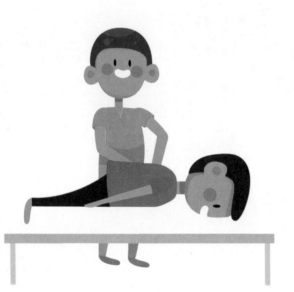

腰腿痛是以腰部和腿部疼痛为主要症状的病症，腰腿痛不是一种病，而是一组症候群，可由多种原因引起。腰腿痛发生的原因与感受寒湿、风热，劳力扭伤，久病体虚，房事不节等有关。属西医学中的肾脏疾病、风湿病、类风湿病、腰部肌肉骨骼的劳损及外伤等范畴。

## 伸筋药茶

【选自】民间验方。

【配方】伸筋草 20 克，鸡血藤 15 克。

【用法】将以上 2 味中药共同煎煮。代茶饮用，每天 1 剂，不拘时温服。

中医药科普读本 第一辑

药茶百味

【功效】活血除湿，通筋散寒。适用于风湿腰痛者。常因久卧湿地或热盛时冷水相激，以致雨天时腰痛酸胀、麻木无力。

## 五加药茶

【选自】民间验方。

【配方】南五加15～20克，炙甘草6克。

【用法】将以上2味中药稍加煎煮。代茶频饮，每天1剂。

【功效】强健筋骨，祛风湿、止痛。适用于体虚羸弱、腰膝酸痛、下肢较弱、风湿痹痛等症。

## 骨碎补茶

【选自】民间验方。

【配方】骨碎补50克，桂枝15克。

【用法】将以上药共同煎煮。代茶饮用。

【功效】活血散寒，补肾强腰。适用于闪挫腰痛。

## 益肾饮茶

【选自】民间验方。

【配方】女贞子、旱莲子、枸杞子各 50 克，白菊花 30 克，白砂糖适量。

【用法】将前 4 味中药共同加水煎煮，去渣，取汁，趁热加入白砂糖。代茶饮用，每天 1 剂，不拘时温服。

【功效】补肾益精。适用于肾虚腰痛、头昏耳鸣、下肢酸软等症。

## 狗脊药茶

【选自】民间验方。

【配方】金毛狗脊 20 克。

【用法】将金毛狗脊以水煎煮。代茶饮用，每天 1 剂。

【功效】祛寒湿，通经络。适用于常因风寒湿滞经络、气血不畅，致腰部冷痛重者，转身不便，见热则减、见寒则增等症。

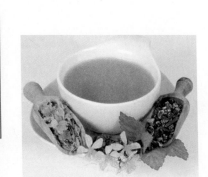

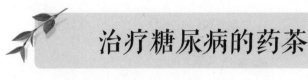

# 治疗糖尿病的药茶

糖尿病是一组以高血糖为特征的代谢性疾病。高血糖则是由于胰岛素分泌缺陷或其生物作用受损，或两者兼有引起。主要临床表现为血糖升高，尿糖阳性和"三多一少"，即多饮、多食、多尿、消瘦。是中老年人的常见病之一。本病属中医学"消渴病"范畴。发病主要和肺、脾胃、肾有关，故临床上分上、中、下三消证而论治。

## 降糖药茶

【选自】民间验方。

【配方】老茶树叶（30年以上老茶树的叶为佳）10克。

【用法】将茶树叶研成粗末，用沸水冲泡闷10分钟即可。每天1剂（可冲泡2～3次），不拘时饮服，并可将茶叶嚼烂后食用，连服用15～30天。

【功效】降血糖，利湿浊。适用于下消证（糖尿病）。

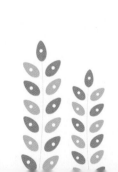
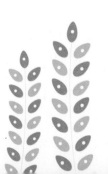
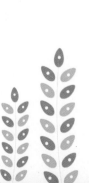
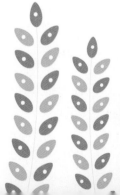

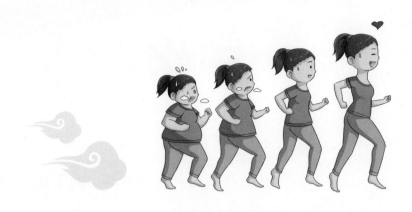

## 瓜皮药茶

【选自】民间验方。

【配方】冬瓜皮、西瓜皮各 10 克，天花粉 8 克。

【用法】将冬瓜皮、西瓜皮和天花粉分别洗净，切成小片，放入砂锅中，加水适量，煎煮 10 ~ 15 分钟。去渣，取汁代茶饮用。

【功效】清热，生津止渴。适用于糖尿病人口渴、暑热烦渴、小便不利等症。

## 花粉药茶

【选自】民间验方。

【配方】天花粉 125 克。

【用法】将天花粉研制成粗末。每天 15 ~ 20 克沸水冲泡，代茶频饮。

【功效】清热、生律、止渴。适用于消渴，亦可用于肺燥咯血等症。

中医药科普读本 第一辑

药茶百味

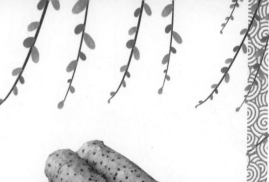

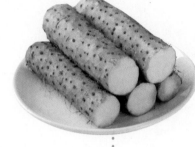

## 山药药茶

【选自】《临床实用中药学》。

【配方】山药 250 克。

【用法】将山药水煎后，过滤。代茶饮之。

【功效】补气养阴，止渴。适用于糖尿病患者。

## 薄玉药茶

【选自】江苏民间验方。

【配方】绿茶不拘量。

【用法】将绿茶采取杀青—揉捻—揉切—烘干的颗粒茶工艺，制成薄茶。每天 3 次，每次 3 克，沸水冲泡，候温饮服。

【功效】降血糖，利湿浊。适用于糖尿病患者。

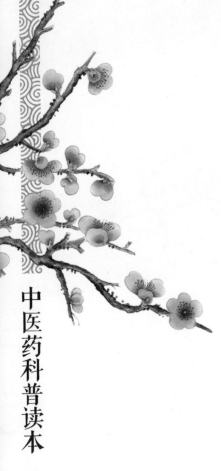

## 乌梅药茶

【选自】《偏方大全》。

【配方】乌梅 50 克。

【用法】乌梅加水煎汤，或用沸水冲泡 10 分钟即可。代茶饮用，每天 1 剂，不拘时温服。

【功效】生津止渴。适用于糖尿病、消渴症等症。

## 蚕茧药茶

【选自】民间验方。

【配方】蚕茧适量。

【用法】将蚕茧（家蚕蛾的茧壳）剪开除去蛾蛹。每次 50 克，每天 1 次，煎水代茶饮用。

【功效】凉血、止渴。适用于糖尿病口渴多饮、尿频量多、尿糖指标持续不降者。

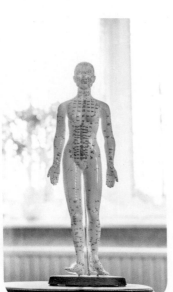

中医药科普读本 第一辑

药茶百味

# 治疗单纯性肥胖症的药茶

凡体重超过标准体重 20％以上者，称为单纯性肥胖症。肥胖症是一种由多种因素引起的慢性代谢性疾病，肥胖不仅可降低人们工作、学习和生活能力，而且容易引起多种并发症，因此，必须进行积极的防治。

## 减肥药茶

【选自】《祝您健康》。

【配方】干荷叶 60 克，生山楂 10 克，薏苡仁 10 克，橘皮 5 克。

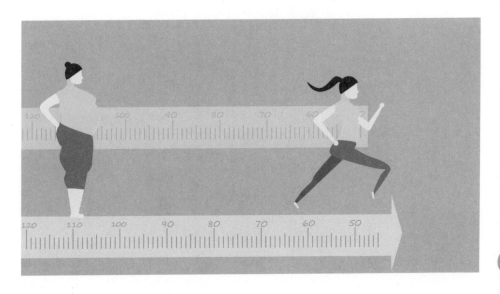

129

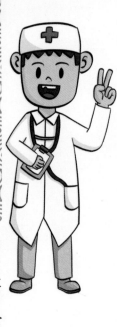

【用法】将以上4味中药共同研制成细末，混合，放入热水瓶中，用沸水冲泡即可。每天1剂，不拘时代茶饮用，连续服用100天。

【功效】理气行水，降脂化浊。适用于单纯肥胖、高脂血症等。对冠心病、高血压病等患者也有益处。

## 荷楂药茶

【选自】民间验方。

【配方】鲜荷叶65克，薏苡仁15克，山楂15克，橘皮7克，决明子15克，泽泻12克。

【用法】将荷叶晒干，与其他5味一起研碎，开水冲泡。每天1剂，连服30天。

【功效】理气渗湿。适用于单纯性肥胖、高脂血症等症。

## 桑枝药茶

【选自】《医部全录》。

【配方】嫩桑枝20克。

【用法】将嫩桑枝切成薄片，放入茶杯中，用沸水冲泡10分钟即可。每天1剂。不拘时，代茶饮用，连服2～3月。

中医药科普读本 第一辑

药茶百味

【功效】祛风湿，行水气。适用于肥胖症、关节疼痛者。

## 荷叶药茶

【选自】民间验方。

【配方】荷叶、绿茶各10克。

【用法】将以上药用沸水冲泡。随渴随饮。

【功效】清热，凉血，健脾利水。适用于肥胖及高脂血症。

## 健美减肥茶

【选自】《福建成药》。

【配方】茶叶、山楂、麦芽、陈皮、茯苓、绎泻、六神曲、夏枯草、炒二丑（黑白丑）、赤小豆、莱菔子、草决明、藿香各等分。

【用法】用以上13味共同研制成细末，瓷罐封贮，备用。每天1~2次，每次用上药细末6~12克，以沸水冲泡10分钟，当茶饮用。

【功效】利尿除湿，降脂、降血压、减肥。适用于血压、血脂高的肥胖患者。

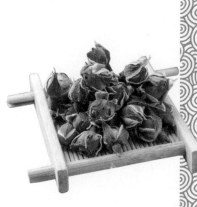

## 茵陈药茶

【选自】《中药通报》。

【配方】茵陈、金樱子、草决明、山楂、荷叶各等分。

【用法】将以上5味药经适当干燥后，粉碎成粗末。然后混合粗末，置瓷性容器内，充分搅拌和匀，封贮备用。每天1次，每次用以上药末1匙(3～6克)，用沸水冲泡5分钟左右，代茶饮服。或将其用滤泡纸分装成袋泡茶。

【功效】疏肝理气，清热利湿，降脂减肥。适用于肥胖症。

## 山楂菊茶

【选自】《上海中医药杂志》。

【配方】山楂、银花、菊花各10克。

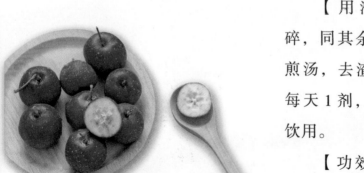

【用法】将山楂打碎，同其余2味药共加水煎汤，去渣，取汁饮用。每天1剂，不拘时，代茶饮用。

【功效】化瘀消脂，清凉降压。适用于肥胖症、高血压、高脂血症。

# 治疗虫症的药茶

虫症是指寄生在人体肠道的虫类所引起的病症。包括蛔虫病、绦虫病、钩虫病、蛲虫病及姜片虫病等。此病老少妇幼皆可患之，但蛔虫病和蛲虫病以儿童为多，钩虫病以成人多见，滴虫病以妇女为多，绦虫病则有地区性。药茶驱虫有较好的效果。下列药茶可供选用。

## 驱虫丸茶

【选自】《串雅补》。

【配方】茶叶、雷丸、三棱各9克，砂糖10克，青盐3克。

【用法】先将茶叶、雷丸、三棱研制为末，和匀；再将青盐、白砂糖煎好后，调和以上3味药末和为丸即可。每天1次，每次

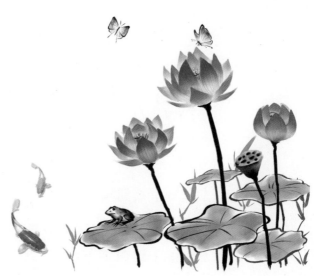

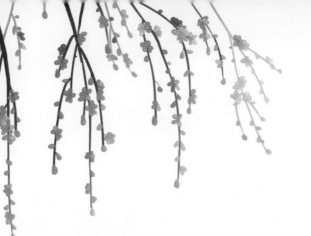

取丸 3 克，晚饭后食用。

【功效】杀虫，消滞，散结。适用于蛔虫、绦虫等虫积症。

## 驱钩虫茶

【选自】民间验方。

【配方】马齿苋 2000 克，食醋 1000 毫升，黏合剂适量。

【用法】先将马齿苋研碎，过 60 目筛，加入食醋和适量黏合剂拌和。然后压制成茶块，每块 30 克。每天 1 块，临睡前开水冲泡，代茶饮。

【功效】解毒，杀虫。适用于钩虫病患者。

## 槟榔饮茶

【选自】民间验方。

【配方】乌梅 9 克，槟榔 1 个。

【用法】将以上 2 味中药加水碾磨为浆。以温开水

中医药科普读本 第一辑

药茶百味

冲饮。

【功效】杀虫镇痛。适用于虫积腹痛、腹痛难忍、动则痛剧，可感腹内肿块上下滑动。

## 葫芦药茶

【选自】《生草药性备要》。

【配方】葫芦茶（干品）30克。

【用法】取以上药加水煎汁，即可代茶饮用。每天1剂，不拘时饮服。

【功效】解毒杀虫。适用于滴虫病、钩虫病、蛔虫病。此茶在广西百色地区应用较广。葫芦茶系豆科植物葫芦茶的全草，性味苦、涩、凉，有清热利湿、消滞杀虫、善治肠道滴虫病之功效。

## 南瓜子茶

【选自】《湖北验方选集》。

【配方】南瓜子60克。

【用法】将南瓜子捣碎加水煎汤，代茶饮用。每天1剂，不拘时饮服。

【功效】驱虫。适用于绦虫病、蛔虫病。

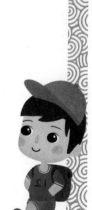

药茶治百病

# 治疗荨麻疹的药茶

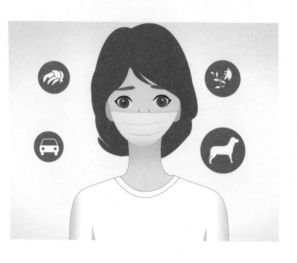

荨麻疹俗称"风疹块"，是由于虾蟹、药物、寄生虫等多种原因引起的皮肤、黏膜小血管扩张及渗透性增加而出现的一种局限性水肿反应，通常在2～24小时内消退，但反复发生新的皮疹。病程迁延数日至数月。本病与中医学中的"瘾疹"相类似。

## 抗过敏茶

【选自】民间验方。

【配方】乌梅、防风、柴胡各9克，生甘草10克。

【用法】将上述5味中药煎汤，代茶，每天1剂，分2次饮服。

【功效】清热祛湿，散风止痒。适用于因风热蕴结、

中医药科普读本 第一辑

药茶百味

脾湿风毒引起的风湿疙瘩、周身刺痒、怕冷发热、骨节酸痛等症状，以及荨麻疹等过敏性皮肤病。

## 冬瓜皮茶

【选自】江西赣州《中医草药简便验方汇编》。

【配方】冬瓜皮不拘量。

【用法】将冬瓜皮水煎，去渣，取汁。代茶频频饮之。

【功效】利水消肿。适用于大面积荨麻疹。

## 姜醋饮茶

【选自】民间验方。

【配方】生姜50克，红糖100克，醋100克。

【用法】姜切细与醋、糖水共同煎煮，去渣，取汁。每次1小杯，温开水冲服，代茶饮用。每天3次。

【功效】健脾胃，脱敏。适用于食物过敏引起的荨麻疹。

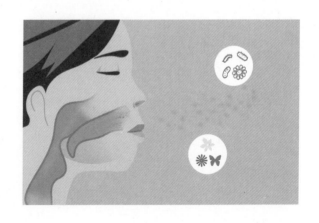

# 治疗急性结膜炎药茶

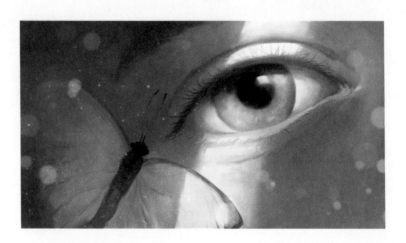

急性结膜炎，俗称"红眼"或"火眼"，是最常见的传染性眼病。轻者仅眼结膜充血，眼发痒，有异物感和灼热感，重者眼球结膜水肿及出血，或角膜发生浸润及溃疡。

## 陈茶叶茶

【选自】民间验方。

【配方】陈茶叶 15 克，食盐 6 克。

【用法】将以上 2 味共水煎，去渣。洗服，每天 2 ～ 3 次。

【功效】明目去障。适用于眼云翳风火，新久皆有效。

# 菊花药茶

【选自】《偏方大全》。

【配方】菊花 10 克，龙井茶 3 克。

【用法】将以上 2 味用沸水冲泡 5 ~ 10 分钟即可。每天 1 剂，不拘时饮用。

【功效】疏风，清热，明目。适用于肝火盛所引起的赤眼病、羞明怕光等（包括急性结膜炎）。

【宜忌】忌辛辣之品。

# 黄芪药茶

【选自】民间验方。

【配方】黄芩 15 克。

【用法】将上药制成粗末，以沸水冲泡，代茶饮用。

【功效】清热泻火，明目。适用于上焦肺火盛或郁热导致的急性结膜炎。

# 密蒙花茶

【选自】民间验方。

【配方】密蒙花 5 克，绿茶 1 克，蜜糖 25 克。

【用法】将前 2 味加水 350 毫升，煎煮 3 分钟，用纱布过滤后，加入蜜糖，再煮沸即可饮用。每天 1 剂，代茶频饮。

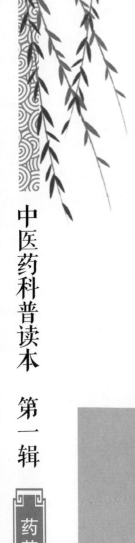

【功效】清肝泻热，明目退翳。适用于羞明畏光、多眵、多泪、目昏生翳等。

## 蒙薁决明茶

【选自】民间验方。

【配方】密蒙花、羌活、白蒺藜(炒)、木贼、石决明各30克，甘菊90克，茶叶适量。

【用法】将前6味研为末，和匀即可。

每天2～3次，每次取以上药末6克，用茶叶煎汤或沸水冲泡，调服。

【功效】祛风清热，平肝降逆，明目。适用于风热攻注、两眼昏暗、眵泪羞明及暴赤肿翳等。

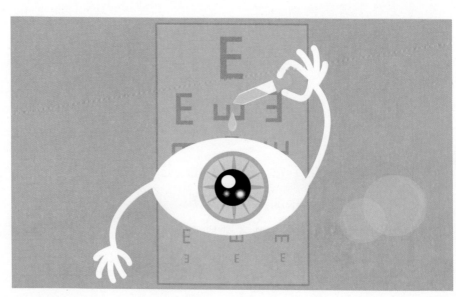

# 治疗鼻窦炎的药茶

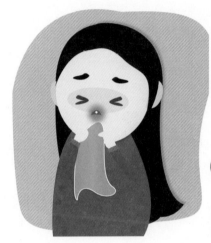

鼻窦炎有急、慢性之分。急性者，以鼻塞、流脓涕、头胀或头痛为特征，全身症状有发热、畏寒、食欲不振、周身不适等。该病是常见的鼻病，是急性鼻炎的并发症。全身慢性疾病，营养不良，维生素缺乏，或受凉着湿，以及长期饮酒、吸烟等刺激，均可诱发。常见的致病菌为链球菌、葡萄球菌、肺炎球菌和流感杆菌等。慢性者，多因急性鼻窦炎未及时治疗所致。主要表现为鼻塞，一侧或两侧鼻腔有脓性分泌物，并伴有腥臭味。头晕，头痛，嗅觉减退，思想不集中及记忆力减退等症状。鼻窦炎属中医"鼻渊"范畴。

## 川黄柏茶

【选自】民间验方。

【配方】上等龙井茶 30 克，川黄柏 6 克。

141

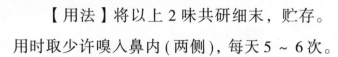

【用法】将以上 2 味共研细末，贮存。用时取少许嗅入鼻内 ( 两侧 )，每天 5 ~ 6 次。

【功效】清热泻火，解毒排脓。适用于鼻渊、鼻塞、鼻腔有脓性分泌物，伴有腥臭等症。

## 苍耳子茶

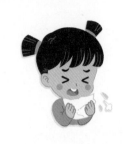

【选自】《中医验方》。

【配方】苍耳子 12 克，辛夷、白芷各 6 克，薄荷 4.5 克，葱白 3 根，茶叶 2 克。

【用法】将以上 6 味共研为末，以沸水冲泡 10 分钟即可。每天 1 剂，不拘时，频频温饮。

【功效】发汗通窍，散风祛湿。适用于鼻炎、鼻窦炎及副鼻窦炎等。

## 辛夷药茶

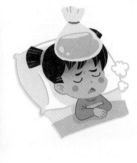

【选自】《全国中草药汇编》。

【配方】辛夷花 2 克，苏叶 6 克。

【用法】将以上 2 味共制粗末，纱布包，以沸水冲泡。代茶饮用，每天 1 剂。

【功效】散风寒，通鼻窍。适用于急、慢性鼻炎，过敏性鼻炎。

# 茶疗事项

CHALIAO
SHIXIANG

# 药茶的制备与用法

随着科技的发展，人们在长期研究防病治病的临床实践中发现，茶叶所含的许多成分对人体有保健、治疗作用。因此，人们将茶叶和某些中草药、食品调配制成各种药用保健茶，使茶叶的保健治疗作用得到了充分的发挥。

## 一、药茶的制备

要制作药茶，必须把药物研制成粗末，以至于充分溶解有效成分。然后再将药茶制成散装或块状、饼状装入纸袋。

将药茶碎成粉末的方法：

分研：即是将药茶方中的中药材分别进行研碎。此法适用于易挥发的药物和某些贵重药物，如麝香、珍珠、冰片、羚羊角等。

共研：即是将药茶方中的药料全部或部分混合后研碎。此法适用于无粘性、胶质的药物。

掺研：即是将药茶方中的其他药物先研碎，再取一

中医药科普读本　第一辑

药茶百味

部分与油脂较多的药物掺合研细。此法适用于油脂较多的药物和颗粒较小的药物，如大麻仁、柏子仁、菟丝子、车前子等。

## 二、药茶的用法

药茶有许多种使用方法，大体可分为内服和外用两大类，以内服应用最为广泛，其效果也较好。

1. 内服，指将药茶经口服用，通过胃肠吸收达到治疗作用的方法。根据不同的使用方法，又可将内服分为以下几类：

冲服：是指将茶叶或配置好的药茶放于杯中，用沸水冲泡，搅匀后，加盖浸泡10～15分钟后饮用，可冲泡2～3次。适用于质松散软薄者，或单味或2～3味药茶方者，含挥发性成分的药茶也可采用。

煎服：煎煮中药最好用的砂锅、陶器、瓦罐，因其导热均匀，热力缓和。适用于有较多药物的药茶方，或质坚实厚硬，需要煎煮才能浸出有效成分的药物。

含服：是将药茶先制备成汁，再含在口腔内，在口腔逐渐消化吸收，可以放在

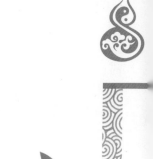
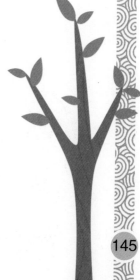

舌头下面进行含服。适用于口腔、咽喉系统疾病的治疗。

和服：是在先制备成汁的药茶中加入酒或米醋后再饮用。适用于止痛、祛寒的药茶方。

调服：一是指以茶叶或药茶为主，研制成细末后用其他药物煎汤调服；一是指以其他药物为主，研成粉末后用茶汁调服。

2.外用，指将药茶方中的各类成分研末用茶汁调和后用于人体皮肤、口腔黏膜的表面，通过皮肤、黏膜的吸收从而达到治疗的效果。此法仅限于局部治疗，因此只适用于外科、皮肤科疾病的治疗，不能服用。

大体来说，在应用药茶时要根据医生处方来使用。不要盲目乱用。对于成品药茶，一般家庭不需掌握配制工艺及方法。只需根据自身要求，在医生指导下进行对症购买，按照产品说明书使用即可。对于未用的药茶应放置干燥处保存，待需要时再取出冲泡。

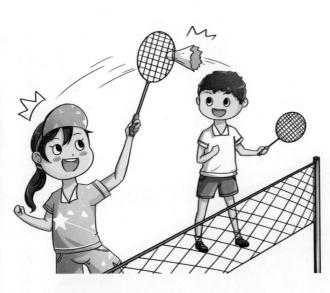

# 茶疗的注意事项

任何事物都有双面性，我们应该一分为二地看待事物。茶叶被誉为"绿色的金子"，浑身是宝，但是也有不足的地方。因此，在日常饮用药茶时要注意合理应用，充分发挥药茶的长处，避免一些缺点。在运用药疗时，需要注意两个最基本的问题：因证施治和因时饮用。应该注意以下几点：

一、茶同中药一样，既有一定的适应证，也有禁忌证，要根据病情、个体差异及自身耐受情况，因证施治、对证下药。

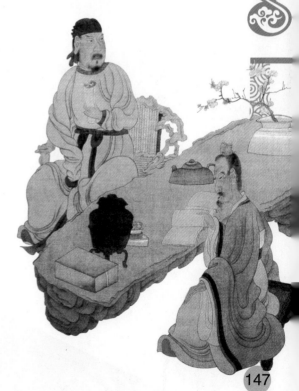

二、药茶宜随饮随制，饮茶以温热为好，不饮隔夜茶，饮用剂量要适度，不可过量。

三、泡茶时应注意水温，一般冲泡中药粗末时宜用沸水，冲

147

泡花、叶、块状茶时宜用 80℃ 左右的温水，以免水温过高，破坏茶中的营养成分。

四、应以轻微发汗为度，避免大汗淋漓发生虚脱的症状。补益药茶可使其充分吸收，宜在饭前饮用。对胃肠系统有刺激的药茶，宜在饭后饮用可以减轻刺激。安神类药茶宜在睡前饮用。清咽类药茶为使其充分发挥药效，宜缓缓温服。治疗泌尿系统炎症的药茶，宜持续频服，并长期坚持。治疗慢性病或老年保健的药茶，宜经常频饮。

五、茶叶的功效，尤其是养生茶的茶疗功效与季节变化有着密切关系，应根据季节选择相应的茶。春季宜饮花茶，有助祛除冬季寒湿，如茉莉茶；夏季宜饮绿茶，有利降火清热、消暑，养胃护胃；秋季宜饮青茶，有助恢复津液，清除余热；冬季宜饮红茶，有利人体阳气滋生，抵御严寒，还可起到暖胃热腹之用。

六、药茶在养生保健、强身健体、预防疾病、治疗慢性病及轻微病症时有它的优势，但它并不是万能的。当遇到重症、危急症时，最好上医院请医生诊治，以免延误病情。

中医药科普读本 第一辑

药茶百味

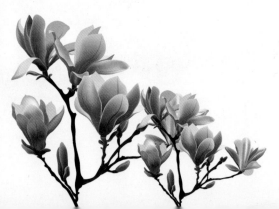

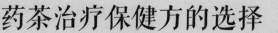

# 药茶治疗保健方的选择

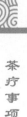

## 一、辨证选择茶疗方

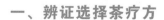

中医治疗疾病强调辨证施治。一般来说，绿茶性偏寒（凉），但绿茶经发酵后制成红茶，则性偏于温。因此，根据中医"寒证热治""热证寒治"的原理，对体质属寒凉或病症属虚寒、内寒者，宜用红茶；而对虚热、内火、急性炎症性疾病者，宜用绿茶。对肥胖症、高血脂症、脂肪肝等痰湿较重者，则宜用乌龙茶。

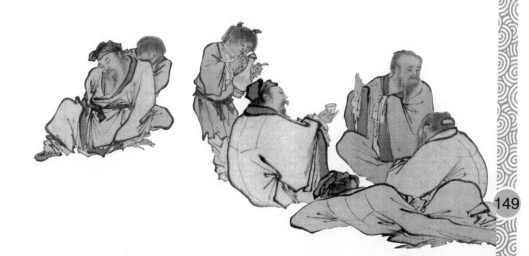

149

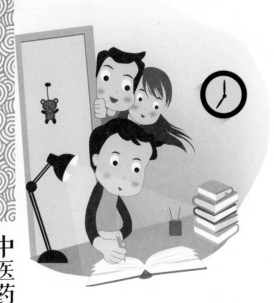

### 二、辨病选择茶疗方

据现代药理研究证实，茶叶及许多药茶方对治疗某些疾病具有较好的效果。例如，据国内外大量研究表明，不论是鲜茶叶、红茶、乌龙茶和绿茶，还是茶汤、溶剂提取物、茶多酚化合物和儿茶素类化合物，它们对肺癌、胃癌、皮肤癌、乳腺癌、肝癌、食管癌、直肠癌等癌症均有抗癌和抗突变作用，尤其是绿茶的抗癌作用更佳。因此，可用绿茶等茶疗方作为癌症患者的辅助治疗。另外，动物实验发现，服龙井茶的家兔，其血清胆固醇水平和胆固醇与磷脂比值显著低于不服龙井茶对照组，说明龙井茶有降低血脂的作用。因此，对高脂血症、动脉粥样硬化和肥胖症者可用龙井茶疗方辅助治疗。

### 三、"四因"制宜选择茶疗方

茶疗方效果的好坏尚应注意：

（1）不同的个体差异。

中医药科普读本 第一辑

药茶百味

因生长发育和后天生存环境不同，个体间体质常存在差异。

（2）饮茶习惯差异。

有的个体喜淡茶，有的喜浓茶；有的喜红茶，有的喜绿茶。

（3）不同区域和季节差异。

北方空气干燥，南方气候潮湿；夏天天气闷热，冬天气候寒凉。

（4）兼顾个体多种病症同时存在用药茶。

### 四、茶疗方不能代替中西药物

茶疗方虽有治病防病效果，但作用相对缓慢，力度不够强，效果相对弱。因此，在治疗疾病时应首先强调中西医药治疗，对病情较轻、慢性疾病或病情允许者，可选用茶疗方作为重要的辅助治疗方法之一。

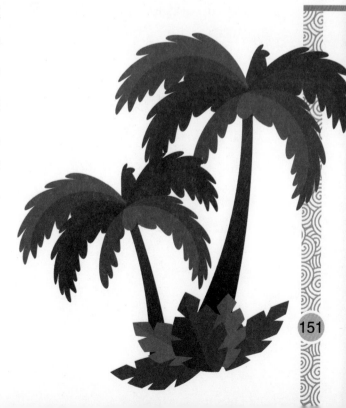

# 后　记

　　本套书在编写过程中，参阅了大量的相关著作、文章等，其中涉及很多名家医案、医方、歌诀、杂记、传说、故事等。对于部分入选的医方、歌诀等内容因未能与原作者取得联系，谨致以深深的歉意。敬请本书入选的医方、歌诀等的原作者及时与我们联系，以便我们支付给您稿酬并赠送样书。

　　同时我们欢迎广大医学研究者、爱好者提出宝贵的建议，踊跃荐稿。

　　联系人：刘老师

　　电话：0431 — 86805559

　　地址：吉林省长春市春城大街 789 号

　　邮编：130062

　　邮箱：359436787@qq.com